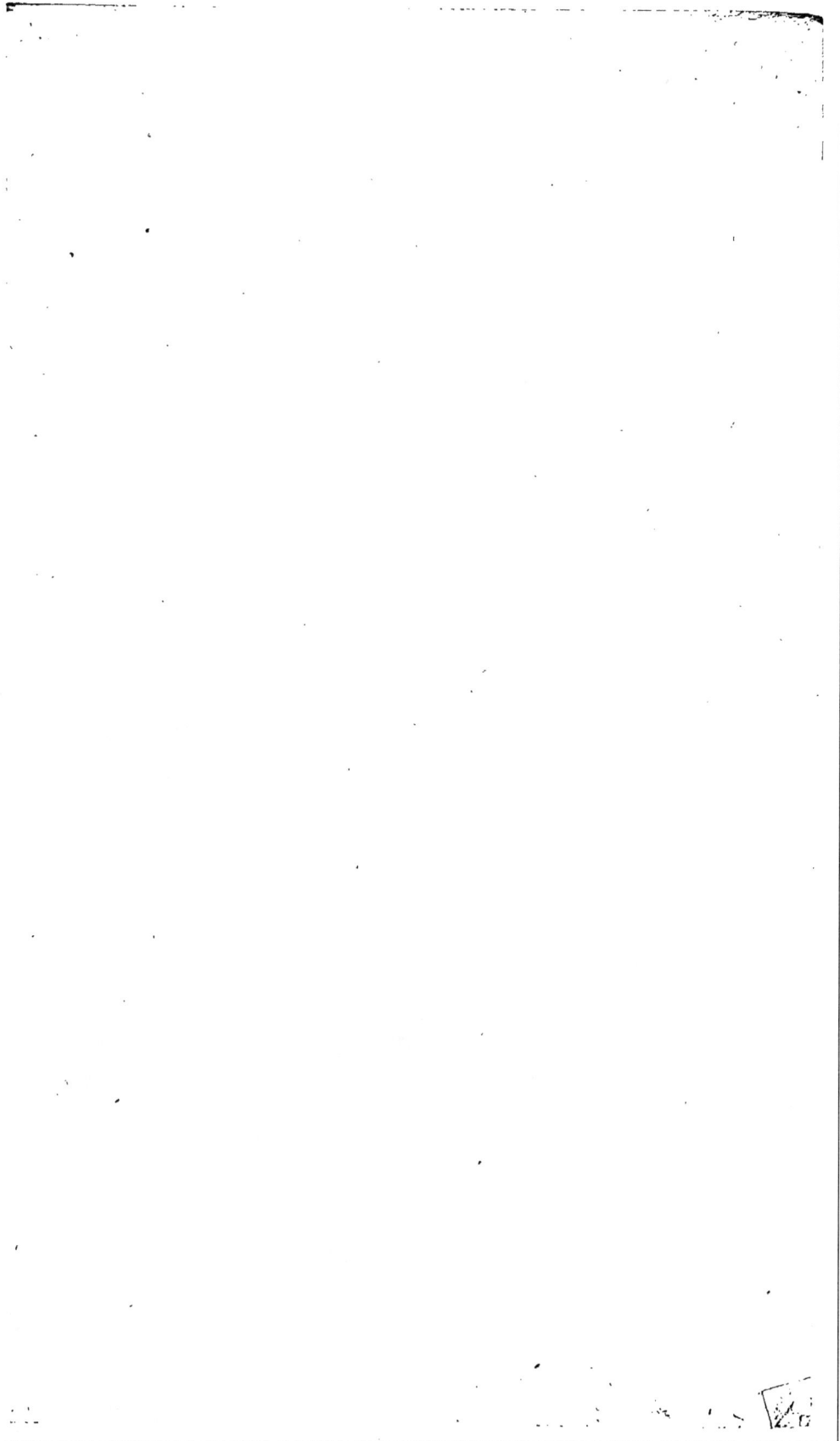

$Tc \ 2$ 50

MÉMOIRE

SUR

LE BUREAU DE LA SANTÉ

DE MARSEILLE.

MÉMOIRE

SUR

LE BUREAU DE LA SANTÉ

DE MARSEILLE,

ET

SUR LES RÉGLES QU'ON Y OBSERVE.

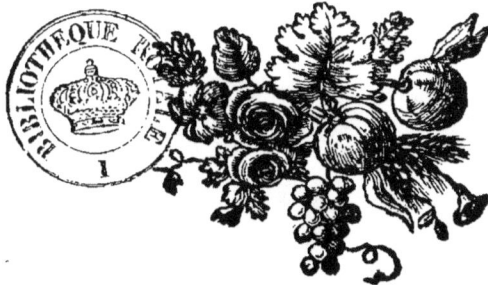

A PARIS,

Chez DESAINT, Libraire, rue du Foin-S.-Jacques.

M. DCC. LXXI.

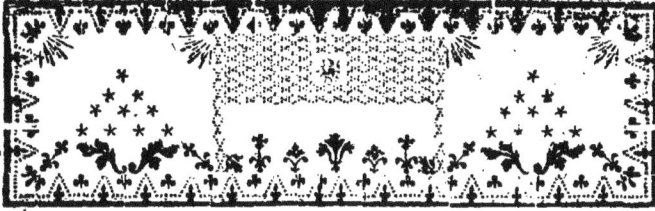

MÉMOIRE

SUR

LE BUREAU DE LA SANTÉ

DE MARSEILLE,

ET SUR LES RÉGLES QU'ON Y OBSERVE.

LES hommes veilleroient en vain pour garder les Villes, si Dieu même ne les gardoit en opérant quelques fois des prodiges qui font éclater sa Toute-puissance, & presque toujours en inspirant à ceux qui les gouvernent, les moyens d'éloigner l'ennemi qui peut en causer la destruction & la perte.

Le Mal contagieux est de tous les ennemis, celui qui est le plus à craindre. Il est invisible. Il s'introduit subtilement. S'il pénétre dans les Provinces, il les ravage, il les dépeuple, il y séme l'horreur, la désolation & la mort. Mais on

A

peut prévenir ce mal ; le tenir écarté ;
& le faire même évanouir lorſqu'il eſt
prochain , en employant les précautions
que Dieu ſuggère à la prudence humaine.

C'eſt ce qui a donné lieu à l'établiſſe-
ment des Bureaux de Santé dans tous les
Ports de la Méditerranée. Ceux de Marſeille & de Toulon ſont les deux principaux des Côtes méridionales de France.
Le Bureau de Toulon a ſous ſa dépen-
dance, tous les Ports & Rades depuis le
Bruſq incluſivement , juſqu'à la Rivière
du Var. Le département de celui de
Marſeille commence au Bruſq , & com-
prend les Ports du reſte de la Proven-
ce , ceux du Languedoc, du Rouſſillon ,
& ceux de la Catalogne qui ſont ſous
la domination du Roi.

Il y a des Bureaux particuliers dans
tous ces Ports, qui exécutent les Ordres
qui leur ſont adreſſés de Marſeille & de
Toulon.

Le Bureau de Marſeille eſt compo-
ſé de ſeize Intendans. Ils ſont nommés & approuvés dans le Conſeil de
la Communauté lorſqu'il eſt aſſemblé
les trois derniers jours d'Octobre pour
l'Election de tous les Officiers munici-
paux.

Ces Intendans ſont choiſis entre les

principaux Négocians, dont la plupart ont résidé plusieurs années en Levant, & il y a ordinairement dans le nombre, un ou deux anciens Capitaines de Vaisseau qui ont quitté la Marine.

La nomination annuelle n'est que de huit Intendans nouveaux, du nombre, & à la tête desquels sont les deux Echevins qui sortent de charge. Ces nouveaux Intendans en remplacent un pareil nombre dont l'exercice finit; ainsi ils servent toujours pendant deux ans, afin qu'il en reste huit anciens qui soient en état d'instruire des Régles qu'on observe, ceux qui sont nouvellement installés.

Les quatre Echevins en charge, sont Intendans-nés ou honoraires. Ils ont droit de séance aux assemblées lorsqu'ils veulent s'y trouver.

Ce Bureau politique ainsi composé, a un Sécretaire-Archivaire, deux Capitaines, un Commis des Archives, deux Valets aux livrées du Bureau, un Garde au Port de Pommégue, un Patron & deux Mariniers pour le Bateau du service. Tous ces Officiers, Employés & Domestiques, ont des appointemens, des gages & des salaires proportionnés, que le Bureau leur fait payer à la fin de chaque mois.   A ij

Il y a trente Gardes fixes affectés au Bureau, avec des falaires. Leurs noms font inscrits dans un Tableau, pour être employés à tour de rôle fur les Bâtimens & auprès des Paffagers.

On nomme encore douze Gardes furnuméraires qu'on emploie dans le befoin. Ils n'ont de falaires que lorfqu'ils font actuellement au fervice.

Les Infirmeries ont des Officiers & des Employés particuliers dont il fera fait mention.

Il y a des Edifices, des Ports & Emplacemens deftinés à la purge des Bâtimens, des marchandifes & des Paffagers dont il eft à propos de donner une idée générale.

Du Bureau.

LE Bureau matériel de la Santé eft fitué à l'entrée du Port au bout de la fauffe Baye du Fort Saint-Jean. C'eft un Bâtiment fondé dans l'eau, & appuyé au Quai, enforte qu'il avance dans le Baffin de toute fon étendue. On y entre par une avant-cour fermée d'une barrière de fer. Le premier appartement à droite eft deftiné à mettre les Lettres qui font

apportées de la mer. Elles y font rangées par ordre alphabétique, & diftri-
buées au Public par un Valet du Bureau qui ne fouffre jamais que les particuliers y entrent.

Celui qui eft vis-à-vis, à la gauche,
fert à renfermer les Agrès du Bateau de
fervice. On y a menagé une Fontaine
à robinet, pour l'eau néceffaire aux Equipages des Bâtimens qui achévent leur
quarantaine à la chaîne du Port. On la
fait couler en dehors lorfqu'ils la demandent, & ils la reçoivent dans la
Chaloupe fans qu'ils puiffent communiquer.

On entre enfuite dans une grande
Salle éclairée au midi par deux fenêtres qui ouvrent jufqu'aux planchers.
Elles font prefque toujours fermées par
une grille de fer & par un chaffis de
fil d'archal à réfeaux.

Il y a en dehors un Balcon de fer le
long de l'appartement. Il fert à donner
les provifions aux mêmes Equipages, &
à les tenir écartés lorfqu'ils viennent
parler à quelqu'un.

La Chambre du Confeil eft dans le
fonds. Elle eft proprement meublée,
ornée de peintures, & d'un bas relief
de marbre blanc repréfentant S. Char-

les Borromée lors de la peste de Milan. Ce bas relief est de la main du fameux Pierre Puget Marseillois, dont les ouvrages sont si estimés à Versailles & dans les Pays étrangers.

Le Cabinet des Archives est à côté. Les papiers & documens y sont déposés dans des armoires, & rangés par ordre de matiéres dans des porte-feuilles.

Les Intendans reçoivent dans la Chambre du Conseil les Déclarations des Capitaines & Patrons sans exception, de quelques Ports qu'ils viennent. Ils doivent s'y présenter dans la Chaloupe pour être interrogés & remettre leurs Patentes avant que leurs Bâtimens puissent être amarrés au Quai, & ils y prennent la permission de descendre à terre.

Les Galères du Roi venant de la mer, s'arrêtent aux Isles. Le Commendant de l'Escadre envoie un Officier dans la Chaloupe ou Caïq, pour avertir le Bureau de l'arrivée des Galères, & demander que les Intendans aillent s'informer de leur état par rapport à la Santé, & leur donner l'entrée.

L'Intendant semainier va sur le champ avec le canot sur lequel on arbore le Pavillon du Bureau, accompagné du Sécretaire & du Capitaine. Il s'appro-

che de la poupe de la Galère Comman-
dante ; le Commandant s'avance & fait
une déclaration détaillée de tous les
mouillages pendant la campagne , & de
l'état de la Santé actuelle des Equipages
& des Chiourmes.

Si cette énonciation donne quelque
soupçon , l'Intendant prie le Commandant d'empêcher la descente des Officiers & des Equipages ; revient pour
en informer le Bureau dans une Assemblée extraordinaire qu'il convoque ; &
on délibère sur les précautions qu'il y a
à prendre , suivant le Réglement du
25 Août 1683 , enregistré aux Archives , & sur celles qu'il convient d'y
ajouter sous le bon plaisir du Roi.

Si le rapport du Commandant est
exempt de tout soupçon , l'Intendant
semainier monte sur la Galère ; prend la
même déclaration par écrit , signée du
Commandant ; & l'apporte au Bureau
pour y être enregistrée , après avoir donné l'entrée à l'Escadre.

On agiroit de même à l'égard des
Vaisseaux de guerre de haut bord ; mais
il est rare qu'il en mouille aux Mers
de Marseille.

Les Officiers du Roi qui commandent de moindres Bâtimens, se présen-

A iv

tent eux-mêmes au Bureau, où ils font leur rapport, & reçoivent l'entrée.

Les Commandans des Galères étrangères envoient l'Aide-Major lorfqu'elles font à l'entrée du Port ; & fur la rélation exacte qu'il a fait de la route & de l'état de la Santé, fi elle n'occafionne aucun foupçon, l'entrée leur eft permife.

Le Bureau s'affemble dans la même Chambre le Lundi & le Jeudi de chaque femaine, & quelquefois à des jours extraordinaires pour délibérer fur les affaires qui regardent la Santé, & fur les demandes que les particuliers y viennent faire pour leurs propres affaires.

De la Chaîne du Port.

VIS-A-VIS le Bureau, à cinquante toifes environ de diftance, & fous les murs de la Citadelle Saint-Nicolas, à l'entrée du Port, eft un efpace de mer deftiné au mouillage des Bâtimens qui, après avoir paffé les deux tiers de leur quarantaine au Port de Pommégue, viennent l'achever & recevoir l'entrée au même endroit. Ceux qui ont Patente brute n'y viennent que cinq jours avant l'entrée.

Du Port de Pommégue.

L'ISLE de Pommégue eſt à cinq mille du Port de Marſeille. Elle s'étend Nord-Eſt & Sud-Oueſt, & forme dans un enfoncement du côté de l'Eſt, un Port qui peut contenir trente-cinq Bâtimens au mouillage.

Il y a dans ce Port, du côté du Nord en entrant, une petite anſe, dans laquelle quatre ou cinq Bâtimens peuvent mouiller ſéparés des autres. On nomme cette anſe, *la grande-priſe.* Elle ſert à des uſages particuliers dans les occaſions.

Le Frioul, ou *Galiane*, eſt un autre petit Port au Nord de l'Iſle, où l'on envoie les Bâtimens réellement contaminés, depuis qu'on s'eſt apperçu des inconvéniens qu'il y avoit à craindre en les faiſant mouiller à l'Iſle de *Jarre.*

Le Port de l'Iſle de Pommégue eſt deſtiné & affecté à la purge des Bâtimens venant des lieux ſuſpects. Ils y viennent aborder directement à leur arrivée.

Le Bureau de la Santé établit au même Port, un Capitaine qui y réſide, pour y faire obferver les Réglemens, & un Garde pour exécuter les ordres du Bureau & ceux du Capitaine.

L'approche de l'Ifle de Pommégue, à cent toifes à la ronde, eft défendue, fous de griéves peines, aux Bâtimens de toute efpèce qui ne font pas fujets à la purge.

Des Infirmeries ou Lazaret.

LES Infirmeries font fituées au Nord de la Ville à 150 toifes environ de diftance. C'eft un grand & vafte emplacement, clos d'une double enceinte de murailles à fix toifes l'une de l'autre, & élevées de quatre; enforte que l'homme le plus vigoureux & le plus robufte, ne pourroit rien jetter pardeffus qui franchît ces enceintes & tombât au dehors.

Le Bureau y établit un Capitaine; un Aumônier; un Concierge de la grande porte du côté de terre, qui a fon Ayde; un Garde à chacune des portes du côté du Sud & du Nord; & un Aubergifte qui eft ordinairement chargé de la Garde de cette dernière porte. Il a fes Domeftiques avec lui.

Ces Infirmeries fervent à la purge des Marchandifes, à la quarantaine des Paf-fagers, & à y faire traiter ceux qui font atteints de maladies ordinaires, lorfqu'il y en a fur les Bâtimens fufpects, & ceux qui feroient véritablement attaqués de Pefte.

On a augmenté cet emplacement d'un autre attenant, toujours au Nord. Il eft pareillemeut ceint d'une double murail-le également diftante de fix toifes l'une de l'autre. Il doit fervir à la purge des Marchandifes de Patente entiére-ment contaminée, lorfqu'on aura ache-vé de conftruire les halles & les autres édifices néceffaires. Ce nouveau Lazaret a un Quai particulier.

On a deftiné un autre efpace de ter-rain qui eft auprès, à renfermer les Cuirs mouillés, pour être féchés dans fon enceinte. Elle eft fimple, parce que cette purge ne demande que de légères précautions, attendu l'humidité & la falure de ces Cuirs dont on fait ordinai-rement le Left des Bâtimens. On les dé-barque encore à *Doume*, où le Bureau envoie un Garde pour empêcher que les Equipages ne communiquent avec les Porte-faix, qui les reçoivent pour les faire fécher.

Des Intendans de la Santé.

IL feroit difficile de réunir dans un feul chapitre toutes les fonctions des Intendans. Elles s'étendent fur tout ce qui concerne la Santé en général. Et comme elles ont un rapport néceffaire & effentiel à tous les articles des Réglemens & des Délibérations dont on fait l'extrait, on marquera feulement en particulier de quelle manière le Bureau eft gouverné.

Les Intendans fervent *gratis*, pendant deux ans, & ils facrifient au Public des foins qu'ils retranchent le plus fouvent à leurs propres affaires. Leur première Affemblée de l'année fe tient le deuxième Janvier, à deux heures après midi, dans la Salle du Bureau de la Santé. Elle eft compofée de huit Intendans, qui ont fini leur exercice ; de pareil nombre de ceux qui reftent pour continuer leurs fonctions, encore pendant une année ; & de huit nouveaux qui les commencent. Ils fe placent fuivant l'ordre du Tableau. Les premiers fe retirent après que l'Intendant, chargé du détail, a rendu compte de la dernière Délibération de l'année précédente , & on les accompagne jufqu'à la dernière porte du Bureau.

Lorfque les Intendans font rentrés dans la Chambre des Affemblées, les deux anciens ex-Confuls nomment aux diverfes Charges du Bureau, comme à celle de Tréforier des deniers, à celle de Contrôleur des dépenfes, & aux directions & infpections des ouvrages de Maçonnerie, Serrurerie, &c. à celle des réparations & entretien des Fontaines & conduites des eaux, à celles des Bateaux de fervice & de garde, à celles de la compofition & de la diftribution des parfums. Toutes ces charges, directions & infpections font exercées par les Intendans.

On régle enfuite l'exercice des femaines. Les anciens Intendans choififfent chacun un Collégue parmi les huit nouveaux. Les ex-Confuls font toujours enfemble ; enforte que l'ancien premier ex-Conful eft avec celui qui vient d'entrer ; ce qui eft obfervé à l'égard du fecond. Il eft libre aux autres Intendans de s'affocier comme ils le trouvent bon, fuivant le choix qu'en font les Anciens. L'Archivaire forme un Etat de ces nominations, qui régle l'exercice

des femaines. On l'affiche dans le Bureau, & on en diftribue des copies im-
primées à tous les Intendans, afin qu'ils
foient informés du jour qu'ils devront
prendre le foin du détail des affaires
courantes.

Les Intendans qui fe trouvent ca-
fuellement dans le Bureau, reçoivent
les rapports des Capitaines & Patrons
des Bâtimens qui arrivent lorfque l'Intendant Semainier ne s'y rencontre pas.
Ils fuppléent à fes fonctions en donnant
l'entrée aux Bâtimens qui viennent des
lieux non-fufpects, & ils ordonnent ce
qu'il y a à faire, à l'égard de ceux qui
viennent des Echelles de Levant & de
Barbarie.

Des Intendans Semainiers.

L'INTENDANT Semainier occupe une
place diftinguée dans les Affemblées du
Bureau, & fon Adjoint eft affis à fa
droite. Il rend compte de ce qui a été
fait depuis la dernière Délibération, &
fe charge de faire exécuter ce qui eft
ordonné de nouveau. Le Capitaine des
Infirmeries, & celui du Port de Pommégue lui adreffent les avis qu'ils ont à don-

ner ; & le Sécretaire-Archivaire & les Officiers l'informent pareillement de tout ce qui s'eſt paſſé pendant ſon abſence du Bureau, afin qu'il puiſſe ordonner ſur le champ, dans les cas preſſans, ou en faire le rapport à la première Aſſemblée.

Il va dans les Infirmeries preſque tous les jours, lorſque ſa préſence y eſt né-ceſſaire. Il ſigne tous les Ordres particuliers qui ſont expédiés de la part du Bureau.

De l'Intendant Tréſorier.

Il tient un Régiſtre ſur papier timbré, coté & paraphé par M. l'Intendant du Commerce, dans lequel il écrit en recette tout l'argent qui entre dans ſa Caiſſe, & à côté toutes les depenſes.

Il ne paye aucune ſomme ſi elle n'eſt ordonnée par des Mandats qui lui ſont adreſſés de la part du Bureau. Ces Mandats doivent être ſignés par trois Intendans, dans les Aſſemblées & non ailleurs, après que la dépenſe y a été délibérée. L'Intendant Semainier qui ſigne le premier, répéte la ſomme en écrivant de ſa main : *Bon pour la ſomme de . . . .* & ſigne enſuite.

Les Mandats doivent porter le Certificat du Contrôle signé par l'Intendant Contrôleur, & celui de l'enrégiftrement qui en a été fait aux Archives, que le Sécretaire-Archivaire figne au bas d'iceux.

Les petites dépenfes qui n'excédent pas quinze livres, font payées par le Tréforier fur les fimples Billets de l'Intendant Semainier. Le Tréforier en compofe un Etat à la fin du mois, & on lui expédie un Mandat du total pour s'en rembourfer des deniers de fa Recette. Ces Billets reftent attachés au Mandat, pour juftifier l'emploi.

Le Tréforier doit être prêt à donner l'Etat de fa Caiffe toutes les fois qu'on le lui demandera; & il doit en remettre une note de trois mois en trois mois, pour vérifier fi elle eft conforme aux écritures du Sécretaire-Archivaire, tant en recette qu'en dépenfe.

Il eft obligé de préfenter fon compte & les piéces juftificatives de la recette & dépenfe, deux mois au plus tard, après la fin de fon exercice. Ce compte eft examiné & arrêté par fix Intendans Auditeurs.

S'il réfulte du verbal de clôture du compte, fait & figné par les fix Auditeurs,

teurs, que le Tréforier ait plus payé que reçu ; on lui fait expédier le mandat de l'excédant, adreffé au nouveau Tréforier qui lui en fait le rembourfement. Et s'il eft déclare debiteur ; il doit payer le *reliquat*, fans retardement, entre les mains du Tréforier fubféquent qui s'en charge en recette.

De l'Intendant Contrôleur des Dépenfes.

L'INTENDANT Contrôleur des Dépenfes eft nommé par les Intendans ex-Confuls dans l'Affemblee du 2 Janvier.

Il tient un cahier dans lequel il infére la note de tous les mandats qui font adreffés à l'Intendant Tréforier par *numéro*, par le nom du porteur du mandat, pour la caufe qui l'a fait expédier, pour la fomme qui y eft contenue, & pour la date du Contrôle.

Ce cahier, ainfi difpofé avec exactitude & fans interruption de date & de *numéro*, eft remis fur le Bureau lorfque les Auditeurs font affemblés pour l'apurement des comptes. On y a recours pour vérifier fi tous les mandats produits par le Tréforier pour le foutien

B

de fa dépenfe font mentionnés dans ce Contrôle.

Il faut, de plus, qu'il mette au bas de chaque mandat, le Certificat du même Contrôle en ces termes, *contrôlé pour la fomme de . . . . à Marfeille, le . . . . & il figne enfuite*. Ce Certificat doit être relatif & conforme à fon cahier.

Des Intendans Auditeurs des Comptes.

ILs font nommés au nombre de quatre, par l'Intendant femainier, dans la dernière Affemblée de l'année où ils font approuvés. Les deux Intendans ex-Confuls en exercice fe joignent à eux lorfqu'il s'agit de procéder à la vérification & clôture du compte, qui fe fait toujours dans le Bureau de la Santé, au jour & à l'heure qu'ils ont affigné.

Le Tréforier remet à cet effet fon compte & les piéces juftificatives de fa recette & dépenfe dans les Archives, & ne fe préfente plus, à moins que les Auditeurs n'ayent quelque éclairciffement à lui demander.

Ce compte; les piéces juftificatives;

la note tenue aux Archives; le Regiſtre des Délibérations qui ordonnent les dépenſes; & le cahier du Contrôle leur ſont préſentés. C'eſt ſur ces piéces que l'examen eſt fait par les Auditeurs qui relévent les erreurs, s'ils en trouvent. Ils mettent & ſignent au bas leur procès-verbal, qui ſert de régle pour la ſomme qu'il faut faire rembourſer au Tréſorier, s'il a plus payé que reçu; qui pour exiger celle qui eſt déclarée être entre ſes mains; ſi ſa recette a excédé la dépenſe.

Le compte ainſi clos & arrêté eſt porté avec les piéces juſtificatives aux Archives de la Chambre du Commerce; dequoi le ſieur Archivaire de la Chambre donne ſon Certificat au Tréſorier.

Des Intendans Directeurs.

LORSQU'IL y a des ouvrages ordonnés par délibération du Bureau, les Directeurs de l'eſpéce d'ouvrage les font faire; rendent compte à l'Aſſemblée du progrès du travail, qu'ils ſuivent autant qu'il leur eſt poſſible; & lorſqu'il eſt fini, ils examinent les comptes produits

B ij

par les Ouvriers, y font les réductions
qu'ils trouvent juftes, & les arrêtent
pour la fomme totale de laquelle on
doit expédier le mandat pour le paye-
ment, dans lequel il eft fait mention
de cet arrêté.

Du Sécretaire - Archivaire.

LORSQUE le pofte de Sécretaire-
Archivaire vient à vaquer par mort ou
autrement, le Bureau s'affemble extraordinairement pour nommer à cet emploi.
Les fujets font propofés par l'Intendant
fémainier ou par les autres Intendans;
& la nomination eft faite & retenue à
la pluralité des fuffrages. C'eft ainfi qu'il
en eft ufé lorfqu'il s'agit de remplacer
les autres Officiers.

Lorfque l'Archivaire eft nommé, il
fait le recenfement des papiers & do-
cumèns des Archives du Bureau, fur l'inventaire qu'il en trouve, & s'en charge
au bas. Les Clefs des Archives lui font
remifes enfuite. Et comme il doit fe re-
pofer de quelque détail fur la fidélité
d'un Commis, à qui il ne peut fe paffer
de confier les Archives, le Bureau lui
laiffe le choix de ce Commis, qu'il ne

peut-cependant employer fans en avoir
l'agrément de l'Affemblée des Intendans
où il le préfente pour le faire approuver.

L'Archivaire doit fe rendre chaque
jour au Bureau, & y demeurer au moins
deux heures le matin, & trois heures
l'après midi, pour y travailler aux affaires courantes & fuppléer dans le petit
détail, à l'abfence des Intendans femainiers. Il a foin de les faire avertir, s'il
arrive quelque cas extraordinaire, qui
demande leur préfence, & des ordres
de quelque importance de leur part.

Il affifte aux Affemblées du Bureau,
où, après que les Intendans ont pris
leur féance, & étant lui-même affis au
bout de la Table à la gauche des Intendans femainiers, il lit la délibération
de l'Affemblée précédente, afin que le
Bureau & le Semainier qui doit figner,
voient qu'il n'a été rien oublié. Enfuite il repréfente les Etats, qu'il a foin
de tenir avec la dernière exactitude,
de la quarantaine des Bâtimens, des
Marchandifes, des Pacotilles & des Paffagers, qui font actuellement leur purge. C'eft fur cet expofé que l'Affemblée en ordonne l'entrée au jour fixé
pour la fin de la quarantaine.

B iij

Il fait enfuite la lecture des Lettres que le Bureau a reçues depuis la dernière Affemblée. Il prend les ordres des Intendans, pour les réponfes qu'il doit faire, & les prépare pour le Courier qui fuit.

Il retient la note de ce qui a été délibéré, pour le rédiger en forme dans le Régiftre des délibérations, gardé aux Archives, & y avoir recours lorfqu'on en a befoin. Il doit être prêt à fournir, non-feulement ces délibérations, mais toutes les piéces, Régiftres, Lettres & autres éclairciffemens, lorfqu'ils lui font demandés.

Il eft chargé de faire tous les mandats qui ont été ordonnés, de les coter par *numéro*, de les préfenter à l'Affemblée pour être fignés, & de les enrégiftrer; après quoi il les envoie au Contrôle pour être enfuite remis à ceux qui doivent s'en faire payer par l'Intendant Tréforier. Ce Régiftre fert à vérifier la dépenfe lors de la réddition des comptes.

Il dreffe tous les comptes des frais de quarantaine des Bâtimens, auffi par *numéro*. Il les fait enrégiftrer pour être confrontés à la recette produite par l'Intendant Tréforier, auquel il remet une copie de chaque compte; & il en fait une troisieme qui reste entre les mains de celui qui paye ces frais.

Il tient une note exacte de toutes les entrées qui sont ordonnées dans chaque Assemblée. Cette note est signée par l'Intendant semainier à chaque Séance, afin qu'on puisse vérifier que tous les Bâtimens qui ont été en purge ont satisfait aux droits de quarantaine, en confrontant cette note à la recette du Trésorier.

Le Sécretaire est encore chargé de faire tous les ordres particuliers que les Semainiers & les autres Intendans signent & expédient pour le service, aux Capitaines des Infirmeries & du Port de Pommégue.

Il dresse, sur le délibéré des Intendans, tous les Mémoires, projets de Réglemens, d'Ordonnances & de Délibérations qu'il fait approuver dans les Assemblées, avant qu'on en fasse usage; après quoi il a soin de les faire enrégistrer & publier.

Les Lettres que le Bureau reçoit & celles qu'il écrit sont pareillement enregistrées, & les Originaux mis & rangés par ordre de date dans des portefeuilles, sur le dos desquels sont mar-

B iv

qués les noms des Villes de toute la correfpondance. Les autres titres & documens concernant les affaires du Bureau, ont le même arrangement, afin qu'on puiſſe trouver ces Lettres & les piéces au moment qu'on en a befoin.

L'Archivaire doit veiller à ce que rien ne ſoit fait dans le Bureau contre les Réglemens & le bon ordre. S'il s'apperçoit de quelque faute commiſe par les Domeſtiques ou autres perſonnes ſur leſquelles le Bureau ait inſpection, il doit en avertir l'Intendant ſemainier.

Il a ſoin que les Gardes ſoient exactement employés à tour de rôle, & ſans préférence, en prenant leur nom de ſuite ſur le Tableau.

Du Commis des Archives.

CE Commis doit ſe rendre au Bureau chaque jour, ſans exception de Dimanche ni des Fêtes, même les plus ſolemnelles. Il y entre à ſix heures du matin en Été, & à ſept heures & demie en hyver, & y demeure juſques à ce qu'on le ferme après le couché du Soleil. Il n'a de libre que les heures du ſervice divin & du dîner, pendant lesquelles le Capitaine du Bureau doit y rester jusques à son retour, afin qu'il y ait toujours un Officier pour surveiller.

Il écrit dans un cahier les déclarations des Capitaines qui sont dictées par le Semainier ou par l'Intendant qui se trouve au Bureau, lorsque les Bâtimens arrivent; & il les transcrit ensuite dans un Livre qui est exposé au Public.

Il envoie tous les soirs à Messieurs les Echevins une note des Bâtimens arrivés du Levant & de Barbarie pendant la journée, & des chargemens de denrées, de quelque Port qu'ils viennent. Si les déclarations faites par les Capitaines ou Patrons peuvent influer sur le bien public, il en fait mention dans ces notes.

Il met au net toutes les Lettres & Mémoires qui doivent être envoyés à la Cour & ailleurs; & il écrit généralement tout ce qui lui est ordonné par les Intendans & par le Sécretaire-Archivaire.

Il a soin d'observer dans le Bureau que tout se passe dans l'ordre à l'égard des Domestiques; & il avertit l'Intendant semainier, ou les autres Intendans, de ce qu'il a remarqué contre les régles.

Du Capitaine du Bureau.

Il y a deux Capitaines qui ſervent alternativement & de mois en mois, l'un au Bureau, & l'autre au Port de Pommégue. Il ſera parlé des fonctions de ce dernier dans un article ſéparé.

Le Capitaine, qui ſert pendant un mois au Bureau, a une inſpection particulière ſur les Bâtimens qui achévent leur quarantaine à la chaîne du Port; ſur le bateau qui les garde au même endroit; & ſur le bateau de ſervice qui va journellement au Port de Pommégue.

Lorſque ces Bâtimens arrivent à l'endroit qui leur eſt deſtiné vis-à-vis le Bureau, il a ſoin de leur aſſigner le poſte qu'ils doivent occuper; de les faire mouiller ſur un, deux, trois rangs, ſelon le nombre; de faire diſpoſer les cables des amarres, en ſorte qu'ils ne puiſſent s'endommager, les uns les autres; de placer le bateau de garde à portée d'obſerver ſi d'autres bateaux ou chaloupes en approchent, & de l'empêcher.

Il veille à ce que le Patron & les Mariniers des bateaux de ſervice & de garde faffent exactement leur devoir & ayent foin des bateaux & de leurs a-grès, dont ils doivent avoir un inventaire, afin de donner, fon avis au Bureau lorfqu'il s'agit de les renouveller ou du radoub de ces bateaux.

Il doit être préfent lorfque les Bâtimens qui font à la chaîne du Port ont la permiffion des Intendans pour débarquer les denrées, & obferver que rien de fufceptible ne foit mêlé dans ce qu'on débarque.

Il fait découvrir tout ce qui eft enfermé dans les Caiffes, Coffres, Paniers, &c. Il fait fonder les Couffes de Légumes & de Ris avec une verge de fer, qui les traverfe plufieurs fois, pour voir fi on y a caché quelque chofe de fufceptible; & n'en fait recevoir aucune, fans que la couture, fi elle eft faite avec de la ficelle, ait été enduite de goudron.

Il fait la ronde auprès de ces Bâtimens avant le coucher du Soleil, pour voir fi tout eft en bon état. Il en fait une feconde aux heures de la nuit que l'Intendant femainier lui défigne chaque jour. Elle doit varier pour tenir les Gardes & les Equipages en crainte, & vérifier s'ils font exactement le *Quart.*

Lorfque l'entrée des Bâtimens eft ordonnée, le Capitaine va à l'heure qui lui eſt marquée par l'Intendant ſemainier dans ces Bâtimens. Il fait faire une viſite générale & exacte des Caiſſes & Armoires des Officiers, des Couffes des Matelots, & fait fouiller dans tous les recoins du Bâtiment, pour être aſſuré qu'on n'y a rien caché. Il fait déplier ſur le Tillac tous les Matelas & *Straponrains* qu'il fait picquer avec la verge de fer, qu'on appelle *Sonde*, pour reconnoître ſi on n'a point couſu dedans quelque piéce d'étoffe ou toilerie. Il les fait même découdre ſur le moindre ſoupçon. S'il découvroit qu'on eût retenu furtivement dans le bord quelque choſe de ſuſceptible, & qui n'eût pas été purgé, il reſteroit en quarantaine dans le Bâtiment avec les Domeſtiques qui l'auroient accompagné juſqu'à ce que le Bureau y eût pourvu.

S'il trouve que tout ſoit dans l'ordre, il fait ranger les Equipages en haie, pour faire le recenſement du nombre ſur la Patente, & ſur le Rôle des Claſſes qu'il ſe fait remettre. Il les fait deſcendre enſuite dans l'entrepont, où il fait brûler du parfum & fermer les écoutilles. Lorſqu'il juge que le parfum a pénétré dans tout l'intérieur, il les

fait ouvrir; le Bâtiment fort du rang
pour aller prendre fa place dans le Port;
& dès-lors il n'eft pâs fous l'infpection
du Bureau, le Garde étant congédié
fur le champ.

Si le Bâtiment eft encore chargé de
grains & qu'il n'y ait pas affez de jour
dans la Calle pour pouvoir y introduire
des fondes de fer qui aillent picquer jufques au fonds, pour voir s'il y a des Marchandifes cachées, il laiffe le Garde jufques à ce qu'on ait fuffifamment allegé
pour faire commodément cette vérification. Il le laiffe pareillement dans les
Bâtimens chargés d'Huile, qui doivent
mettre autant de Tonneaux à terre qu'il
en faut pour donner un jour convenable à ceux qui doivent vifiter la Calle, ce qui eft encore pratiqué à l'égard
des Bâtimens chargés de Couffes de Ris
& autres Denrées ou Marchandifes non
fufceptibles, qu'on apporte dans des facs
ou dans des barils.

Le Capitaine doit fe tenir au Bureau
pendant la journée, ou ne s'en écarter
que très - peu. Il doit être fur-tout dans
la Salle des Affemblées pour exécuter
les ordres qui peuvent lui être donnés.
A la fin du Bureau, il demande au
Sécretaire ce qui a été délibéré au fujet

des Bâtimens qui font mouillés au Port de Pommégue, afin qu'il puiſſe en donner avis à l'autre Capitaine qui y réſide pendant le mois qu'il ſert lui-même au Bureau.

Il va relever ce Capitaine le premier jour du mois ſuivant, & ſe fait inſtruire de l'état des Bâtimens qui ſont en quarantaine dans ce Port. C'eſt une conſigne qu'ils ſe donnent réciproquement ſur tout ce qui peut regarder leurs fonctions & leur département.

Des Valets du Bureau.

IL y a deux Valets qui ſont nommés dans l'Aſſemblée. Le Bureau leur donne des gages par mois, & les habille aux livrées ordinaires de la Ville, pour l'été & pour l'hyver.

Ils doivent être de bonnes mœurs, & ſavoir lire & écrire. Ils ſe tiennent dans le Bureau, lorſqu'ils ne ſont pas à la ſuite des Intendans ſemainiers, ou en commiſſion pour les affaires de la Santé.

L'un d'eux eſt chargé de prendre les comptes de quarantaine des mains du Sécretaire-Archivaire; d'en aller exiger

le montant chez les Négocians qui doivent les payer; & d'en remettre le pro-
duit à l'Intendant Tréforier.

L'autre doit fe rendre tous les ma-
tins dans la maifon de l'Intendant femainier, pour recevoir fes ordres, le
fuivre dans les Infirmeries, & ne le
quitter que lorfqu'il le renvoie.

Ils ont foin l'un & l'autre de recevoir
les Lettres qu'on apporte de la mer; de
les ranger par ordre dans le Bureau deftiné à cet ufage; & de les diftribuer aux
Négocians, à qui elles font adreffées
toutes les fois qu'on les leur demande;
obfervant autant qu'il leur eft poffible
de n'en confier qu'à des gens qu'ils con-
noiffent. Ils portent eux-mêmes à Meffieurs les Echevins & à Meffieurs les Intendans, celles qui font à leur adreffe.

Un des Valets va tous les jours d'Affemblée chez les Intendans pour les en
avertir par des billets qu'on prépare
dans les Archives, portant le jour &
l'heure de la convocation.

Celui qui refte dans le Bureau a foin
d'appeller avec un porte-voix les Chaloupes des Bâtimens qui achévent leur
quarantaine à la chaîne du Port. Il leur
fait diftribuer avec précaution & en
préfence du Capitaine, les provifions

de bouche dont les Equipages ont befoin, lorfqu'on leur en apporte de la Ville. Il garde à cet effet pendant la journée les clefs de la Barrière ou Grilles de fer, qui ferment les portes en deçà du balcon. Après qu'il a mis ces provifions fur le même balcon à portée d'être retirées par ceux qui les doivent recevoir, il rentre, ferme la barrière, & alors ces provifions font enlevées par les gens de la Chaloupe.

Ces Valets fervent à divers autres ufages, comme à entretenir la propreté dans le Bureau, à porter les ordres dans les Infirmeries, &c.

Il leur eft défendu, comme aux autres Employés & Domeftiques, de recevoir aucun préfent en argent ou autrement des perfonnes qui font en quarantaine, à peine d'être révoqués & caffés fur le champ, & de plus grande punition fuivant les circonftances.

Du Patron & Mariniers du Bateau de Service.

LE Patron du Bateau & les deux Mariniers font gagés par le Bureau, qui leur donne en outre tous les ans une

vefte

veste & une culote de bours de fil rayé de blanc & de bleu à chacun pour l'été, & une veste & culote de drap bleu pour l'hyver.

Ils sont obligés d'aller tous les jours, à l'exception du Dimanche, avec le grand Bateau au Port de Pommégue, pour porter les ordres du Bureau au Capitaine, & les provisions dont les Equipages ont besoin.

Ils doivent partir à sept heures en été & à huit heures en hyver, & attendre cependant que le Capitaine du Bureau leur en donne l'ordre, parce que ces heures changent quelquefois, selon le besoin. Ils ne peuvent rapporter que des Lettres que le Capitaine de Pommégue leur aura fait prendre dans le vinaigre.

En arrivant dans le Port de Pommégue, ils doivent aborder devant la Loge du Capitaine, & mettre séparément sur le rivage ce qu'ils ont porté pour les Bâtimens, afin que le Garde du Port, vérifie les adresses en présence du Capitaine, qui lui ordonne ensuite d'appeller les Chaloupes à tour de rôle, pour enlever ce qui leur est envoyé.

Ils ne peuvent partir du Port de Pom-

C.

mégue fans en avoir pris la permiffion
du Capitaine qui y réfide.

Lorfque le Bateau eft revenu au Bureau, le Patron doit rendre fur le champ
les Lettres qu'il a apportées pour l'Intendant femainier. Il rend enfuite celles
qui font pour les parens des Capitaines,
Officiers, ou Matelots en purge, afin
que l'envoi des provifions qu'ils peuvent
demander ne foit point retardé.

Comme c'eft au lever du Soleil qu'on
donne ordinairement l'entrée aux Bâtimens qui ont fini leur quarantaine, ces
trois Mariniers, avant leur départ pour
Pommégue, accompagnent le Capitaine
du Bureau lorfqu'il va faire la vifite dans
ces Bâtimens & y donner le parfum. Ils
font eux-mêmes la vérification des Caiffes, des Coffres & des Hardes, en préfence du Capitaine.

Il leur eft défendu de rien prendre
ou exiger pour cela des gens qui font
en quarantaine, à peine de caffation &
de punition corporelle felon l'exigence
des cas.

Lorfqu'ils font revenus de Pommégue, un d'eux, à tour de rôle, doit refter
continuellement au Bureau tant qu'il eft
ouvert, pour exécuter les ordres du Semainier, en cas qu'il fallût retourner à

Pommégue, aller aux Infirmeries ou ailleurs.

Des Gardes des Bâtimens.

CES Gardes font fixes au nombre de trente. Ils ont des gages, moyennant lefquels ils font tenus de fe faire à leurs frais une vefte bleue qu'ils portent lorfqu'ils paroiffent au Bureau où qu'ils font employés. Lorfqu'un de ces poftes vient à vaquer, le Bureau nomme pour le remplir un homme d'un âge convenable, & du quel on ait de bonnes relations pour les mœurs & pour la fidélité.

Comme les fonctions de ces Gardes font extraordinairement importantes, on délivre à chacun d'eux un exemplaire de l'inftruction fuivante, afin qu'ils ne puiffent prétendre avoir ignoré leurs obligations.

Instruction pour les Gardes du Bureau de la Santé de Marseille.

I.

LES Gardes employés fur les Bâti-mens en quarantaine, feront extrême-ment attentifs à ce que rien ne foit débarqué fans un ordre de Meffieurs les Intendans, adreffé au fieur Capi-taine du Port de Pommégue.

I I.

Ils empêcheront toute forte de com-munication d'un Bâtiment à l'autre, même de s'entre-donner des chofes non-fufceptibles.

I I I.

Ils s'embarqueront toujours dans la Chaloupe, lorfqu'elle viendra à terre, & empêcheront les Equipages d'y def-cendre, fi ce n'eft pour y amarer des ca-bles pour la fùreté des Bâtimens ; &, en ce cas, ils feront écarter toutes les perfonnes qui pourroient fe trouver fur le rivage.

I V.

Ils ne fouffriront pas que les Equipages fument dans la Calle ou dans l'Entrepont, ni qu'on faffe bouillir dans le bord de la poix, du goudron ou autres matières qui puiffent occafionner des incendies.

V.

Ils obferveront fi les Capitaines font faire exactement le *quart* dans leur bord pendant la nùit, foit au Pórt de Pommégue ou à la Chaîne du Port.

V I.

Lorfqu'ils feront employés fur des Bâtimens chargés de Marchandifes, ils auront foin, après l'entier débarquement, de faire exactement balayer la Calle & l'Entrepont, en forte qu'il n'y refte rien. Ils prendront l'Ordre du fieur Capitaine du Bureau pour aller jetter les balayures dans la mer à la diftance du Port qui leur fera marquée, ou pour les brûler fur l'Ifle.

V I I.

Après le déchargement ils feront foi-

C iij

gneufement la vifite des Bateaux pour voir s'il y refte quelque brin de Cotton ou de Laine, qu'ils feront enlever & joindre à la dernière balle, & feront tremper la voile dans la mer.

VIII.

Etant retournés à bord, ils feront une vifite exacte & rigoureufe de toutes les Armoires, Caiffes & Coffres des Officiers & Equipages, pour vérifier qu'il n'y a rien qui ne foit à leur ufage. Ils vifiteront de même tous les recoins du Bâtiment.

IX.

Ils feront la même vifite dans les Bâtimens chargés de denrées au moment qu'ils y feront entrés. Ils la réitéreront plufieurs fois pendant la quarantaine, pour pouvoir affirmer avec ferment, lors de l'entrée, qu'il n'eft rien refté de fufceptible & de fujet à la purge.

X.

Lorfque le Bureau leur ordonnera de vérifier le dommage que les chargemens de bled ou d'huile fouffriront par les voies d'eau ou par le coulage, ils en

feront un rapport exact, & fans com-
plaifance.

X I.

Quand ils feront laiffés fur lefdits Bâtimens après l'entrée, jufqu'à ce qu'ils
puiffent être fondés ou vifités, ils ne
quitteront le bord que lorfque le fieur
Capitaine ira les en retirer. Et s'ils étoient
obligés d'aller en Ville pour · quelque
affaire indifpenfable, comme pour porter quelque plainte, ou pour donner
quelque avis au Bureau, ils ne pourront
le faire qu'après qu'ils fe feront munis
des clefs des Ecoutilles.

X I I.

Lefdits Gardes feront mettre à l'é-
vent toutes les Hardes des Equipages,
fans exception, lorfque le Bureau l'ordonnera. Ils tiendront la main à ce qu'elles y reftent jour & nuit pendant le nombre de jours qui fera marqué.

X I I I.

Si quelqu'un du bord tombe malade
pendant la quarantaine, ils en avertiront fur le champ le fieur Capitaine,
s'ils font au Port de Pommégue, ou les

Officiers du Bureau à la Chaîne du Port.
Il leur est expressément défendu de dif-
férer d'en donner connoissance sous prétexte de la légèreté de la maladie, ou
de l'espoir d'un rétablissement prochain.

XIV.

Ils avertiront pareillement le sieur
Capitaine du Bureau à Pommégue, ou
les Officiers à la Consigne, de toutes
les contraventions qu'ils auront remarquées, & qu'il ne leur aura pas été pos-
sible d'empêher, afin qu'ils en rendent
compte à Messieurs les Intendans.

X V.

Il leur est défendu de se mêler des
affaires qui n'auront aucun rapport à la
santé. Il leur est enjoint d'avoir pour
les Capitaines & leurs Officiers la deffé-
rence que leur état exige, ayant la voie
de porter leur plainte au Bureau, si
ces Officiers leur en donnoient lieu.

X V I.

Les Gardes qui seront mis auprès des
Passagers les accompagneront lorsqu'ils
viendront à la barrière, & ne les per-
dront jamais de vue.

XVII.

Ils empêcheront la communication desdits Paffagers avec ceux de différens départemens.

XVIII.

Ils fuivront exactement ce qui leur fera prefcrit par le fieur Capitaine des Infirmeries pour la Difcipline qu'ils doivent obferver.

XIX.

Ils feront tenus d'avoir une vefte de couleur bleue, qu'ils porteront lorfqu'ils feront en fonction , & tous les jours qu'ils feront commandés de fe tenir au Bureau à tour de rôle.

XX.

Tous lefdits Gardes font obligés de fe conformer à la préfente Inftruction fous les peines portées par les Réglemens & Délibérations du Bureau de la Santé, même fous peine de la vie dans les cas graves.

FAIT au Bureau de la Santé de Marfeille, le premier Septembre 1730.

Les Intendans de la Santé de Marseille.

ETANT informés des bonnes mœurs & de la fidélité au service du nommé . . . . nous l'avons établi Garde de notre Bureau, pour jouir dudit poste, aux gages de dix sols par jour, tant & si longuement qu'il remplira son devoir, en se conformant à l'instruction ci-dessus. Enjoignons à tous Capitaines, Officiers, Equipages & autres qu'il appartiendra, de le reconnoître en cette qualité. Prions Messieurs les Intendans de la Santé des Bureaux où il pourra être envoyé pour le bien du Service, de le protéger dans ses fonctions. Donné à Marseille dans le Bureau de la Santé, le . . . .

D'abord que le Capitaine du Bâtiment a fait sa déclaration au Bureau de la Santé, l'Intendant semainier ou l'Intendant qui se trouve présent & qui a reçu cette déclaration lui fait donner la garde, & dès-lors ses fonctions commencent.

Les plus petites fautes ou négligences des Gardes sont punies d'une cassation & expulsion absolue du Service pour toute leur vie. Pour peu que cette faute foit aggravée par les circonftances, le Bureau condamne le Garde à cinq, dix, quinze & vingt jours de prifon dans une des Tours des Infirmeries au pain & à l'eau, après lefquels le Garde eft entiérement chaffé.

Du Capitaine du Bureau en l'Ifle & Port de Pommégue.

ON a déjà dit en parlant du Capitaine du Bureau, que cet emploi eft alternatif de mois en mois entre ces deux Officiers, qui doivent être anciens Capitaines de Bâtiment.

En arrivant à Pommégue le premier du mois, il doit s'informer de l'état du Port & des Bâtimens fufpects qui y font mouillés. Celui qu'il va relever l'inftruit de tout le détail.

Il lui eft très-expreffément défendu, à peine de révocation, de rien prendre en préfent des Capitaines & Equipages qui font la purge, foit en argent, denrées, volailles, &c.

Lorfqu'il fe préfente quelque Bâtiment pour entrer dans le Port de Pommégue, & que le temps forcé l'expo-

fe à des rifques, le Capitaine commande autant de Chaloupes, de ceux qui
font au mouillage, qu'il juge néceffaires
pour aller lui donner du fecours & le
remorquer dans le Port. On emploie à
cet effet des cables de Jonc *ou Efparts*,
dont on jette le Cap au Bâtiment en
danger. Lorfqu'il eft entré, il fait crier
au Capitaine, par le Garde, de prendre
fon mouillage à l'endroit qui lui eft deftiné.

Quand le Bâtiment eft à portée & vis-
à-vis de la Loge du Capitaine, il va lui-
même dans le Canot, conduit par le
Garde, à une diftance convenable du
Bâtiment. Il s'informe fi celui qui le
commande apporte la Patente nette ;
de quelle Echelle il eft parti ; en quoi
confifte fon chargement ; s'il a fon Equipage complet & en fanté. Et fi les réponfes du Capitaine ne donnent point
lieu à de plus grands foupçons fur fon
état, le Bâtiment va fe mettre & mouiller au rang des autres.

Si le Capitaine de Pommégue ap-
prend par cette première déclaration
de celui qui commande le Bâtiment,
que la Patente foit brute ; qu'il foit
parti d'une Echelle infectée de pefte ;
qu'il foit mort quelqu'un dans le bord,

ou qu'il y ait quelque malade; il fait arrêter le Bâtiment à la *Grande-prife*. C'eft un endtoit dont on a parlé en décrivant l'Ifle & le Port de Pommégue. Il y mouille féparé des autres jufques à ce que, fur les avis qui en font portés au Bureau, & fur la déclaration donnée en détail par le Capitaine du Bâtiment, il foit déterminé dans la première Affemblée s'il reftera au même endroit; s'il ira fe pofter auprès des autres en cas que les circonftances faffent moins craindre; ou fi les mêmes circonftances exigeant de plus grandes précautions, le Bâtiment ira mouiller au Port de *Galliane*.

L'Officier fait toujours arrêter & mouiller à la *Grande-prife* les Bâtimens venant de Conftantinople chargés de Marchandifes; tant parce que cette Ville eft en tout temps réputée très-fufpecte, que pour attendre que l'entier déchargement des Marchandifes foit fait au même mouilliage. On a l'expérimenté que les Laines qu'on charge à Conftantinople peuvent prendre feu à l'ouverture des écoutilles. Cet accident cauferoit un embrafement général de tous les Bâtimens qui font dans le Port, fi celui dans lequel il pourroit arri-

ver, n'étoit féparé des autres, & placé
à une diſtance qui les mette à l'abri
de ce danger.

Lorſque le Bâtiment eſt ainſi poſté,
féparé & amarré à ſon arrivée, le Capitaine doit venir dans ſa Chaloupe au
rivage, vis-à-vis de la Loge de l'Officier
de Pommégue, lui préſenter ſa Patente; lui déclarer ce qu'il y a d'eſſentiel ſur
l'état du Bâtiment; & lui faire un détail ſuccint, mais exact, de tout ce qui
lui eſt arrivé depuis ſon départ.

Sur ce rapport, ſi la Patente eſt nette, & la déclaration ſans ſoupçon,
l'Officier du Bureau ordonne au Capitaine de venir avec ſa Chaloupe au Bureau de la Santé, ou aux Infirmeries ſi
la Patente eſt brute, pour y faire une
exacte relation de tout ce qui peut faire
connoître la véritable ſituation du Bâtiment & des Equipages par rapport à la
Santé & au Commerce pour la ſatis-
faction des Négocians.

Le Capitaine de Pommégue fait exécuter à l'égard de ces Bâtimens les ordres qui lui ſont donnés de la part du
Bureau, par le retour de la Chaloupe.

* Dès le lendemain de l'arrivée des Bâtimens, l'Officier du Bureau oblige les
Capitaines de faire porter dans les Infir-

meries toutes les poudres, artifices &
autres matières de cette efpéce, pour
éviter les accidens de feu. Ces poudres font dépofées dans une Tour fer-
vant de magafin deftiné à cet effet.

Il a foin de faire obferver une exacte
difcipline dans les Bâtimens qui font
fous fon infpection. Il tâche d'appoin-
ter avec prudence & avec douceur les
débats de peu d'importance qui peuvent s'émouvoir parmi les Equipages.
Mais s'ils étoient tels qu'ils puffent avoir
des fuites fàcheufes, il en informe l'Intendant Semainier pour donner les ordres convenables.

Il permet que les Equipages des Bâtimens faffent la pêche avec leur Chaloupe dans le Port, tour à tour, fans préférence, à fa vue & non ailleurs, à la
charge d'avoir toujours le Garde avec
eux.

Il ne doit pas fouffrir abfolument,
& pour quelque raifon que ce foit, que
les Bateaux des Pêcheurs, ou autres,
approchent de l'Ifle de Pommégue, &
notamment du Port à moins de cent
toifes de diftance, fuivant l'Ordonnan-
ce expreffe du Roi. Il ne doit permettre d'aborder qu'à ceux qui font porteurs d'un ordre du Bureau; ordre qu'on

n'expédie qu'en cas d'abfolue néceffité, & pour l'utilité de la fanté & du fervice qui la concerne.

Il ne permet pas non plus que les Officiers ou Soldats de la garnifon de la Tour, qui eft fur le fommet de l'Ifle à une très-grande diftance du Port, defcendent vers le rivage pour chaffer ou pour autre raifon. En cas de contravention, il en avertiroit l'Intendant Semainier, qui en porteroit fa plainte. Il n'a aucune forte de communication avec ces Officiers ou Soldats, fous prétexte de vifite ou autrement.

Il tient un Journal exaɕ de l'arrivée des Bâtimens, & il enregiftre tous les ordres qui lui font adreffés par le Bureau.

Il ne doit pas permettre que les Chaloupes viennent au Bureau ou aux Infirmeries, fans avoir eu la permiffion par écrit de l'Intendant Semainier. Dans ce cas il doit leur délivrer lui-même un billet de fa part qui faffe mention de cet ordre.

A l'arrivée des Bâtimens, il doit fignifier à ceux qui les commandent les délibérations du Bureau, anciennes & nouvelles, qui doivent régler leur conduite pendant la purge ; notamment celle

celle qui leur défend de faire partir les
Bateaux, dont ils se servent pour transporter leurs Marchandises dans les Infirmeries, plutôt qu'à cinq heures du matin
jusqu'à cinq heures du soir depuis Pâ-
ques jusqu'à Saint-Michel, & à sept heures du matin jusqu'à trois heures après
midi, depuis Saint-Michel jusqu'à Pâ-
ques; & qui ordonne que les mêmes Bateaux ne partiront qu'après en avoir pris
l'agrément du Capitaine du Bureau,
lequel pourra les retenir, s'il juge que
le tems ne soit pas beau, & que ces Bateaux puissent courir quelque risque de
faire naufrage. S'ils refusent d'obéir, il
en informe l'Intendant Semainier pour
en faire le rapport au Bureau, qui punit toujours sévérement la désobéissance.
Ces Bateaux ne doivent être chargés
qu'après minuit.

Il se fait remettre un état détaillé du
nombre, de la qualité, du *numéro* & de
la marque des balles de Marchandises
qu'on embarque sur chaque Bateau à
tous les voyages qu'ils font.

Il a soin de veiller à ce que les Mariniers du Bateau de service ne communiquent point avec les Equipages des
Bâtimens en purge; qu'ils débarquent
exactement & sans confusion les Provi-

D

fions qu'ils portent journellement aux Bâtimens; que ces Provifions foient retirées à tour de rôle & fans équivoque ni méprife. Une heure avant le départ du même Bateau, il fait avertir les Capitaines & Equipages des Bâtimens d'apporter les Lettres qu'ils veulent envoyer à la Ville, & le Patron & les Mariniers ne s'en chargent qu'après que ces Lettres ont été trempées dans le vinaigre en fa préfence.

Il ne fouffre jamais que les Capitaines, Officiers ou Equipages des Bâtimens qui font en purge defcendent fur l'Ifle pour s'y affeoir ou s'y promener. Il leur défend d'approcher de fon logement, dans lequel qui que ce foit ne doit entrer que lui, fon Garde & les Mariniers du Bateau de fervice.

Des Capitaines des Bâtimens.

APRÈS qu'ils ont fait leur première déclaration au Capitaine du Port de Pommégue, & qu'il leur a donné l'ordre de venir la faire plus étendue au Bureau de la Santé ou dans les Infirmeries, fuivant la qualité de la Patente, ces Capitaines fe mettent dans leur

Chaloupe, qu'ils marquent d'une flâme de couleur, & viennent fe préfenter à la grille de fer qui eft devant la fenêtre de la Chambre du Confeil. Si l'Intendant Semainier ou les autres Intendans ne font pas préfens, les Officiers du Bureau les font prier de s'y rendre, & cependant ils renvoyent la Chaloupe à l'endroit nommé *les Pilons*, où eft attachée la Chaine qui ferme le Port, afin que les Equipages n'ayent pas occafion de parler aux particuliers avant le rapport du Capitaine.

Lorfque l'Intendant eft arrivé au Bureau, on fait revenir la Chaloupe. Le Capitaine fe préfente chapeau bas, & ne fe couvre que lorfque l'Intendant le lui permet.

Les Valets du Bureau prient alors tous ceux qui font dans la Chambre de fortir. Il n'y a que les Intendans, les Officiers & les Domeftiques du Bureau dont on a befoin qui puiffent refter.

L'Intendant exige d'abord du Capitaine qu'il dife la vérité dans fes réponfes aux interrogations qui lui feront faites. Il lui en fait prêter ferment fur l'Evangile qui eft appliqué au bout d'une palette & couvert d'une glace de miroir, fur laquelle le Capitaine met la main lorfque l'Intendant la lui préfente, en étandant le bras à travers les deux grilles de fer.

Les Valets ont eu foin de préparer un baffin rempli de vinaigre, qu'ils placent dans l'entre-deux des grilles. Le Capitaine y jette la Patente. Les Valets la plongent dans le vinaigre avec des pincettes de fer, & la retirent lorfqu'elle eft imbibée; l'étendent fur une planche & la préfentent à l'Intendant. Celui-ci, après avoir vérifié qu'elle eft nette, demande au Capitaine d'où il vient; ce qu'il a chargé au lieu du départ; quel jour il eft parti; fi la fanté étoit bonne aux environs; s'il a laiffé des Bâtimens au même endroit; par qui ils font commandés; ce qu'ils y faifoient; en quel tems ils devoient partir, & leur deftination.

Le Capitaine donnant exactement fes réponfes à toutes ces demandes, elles font écrites dans un cahier par le Commis dès Archives.

L'Intendant continue enfuite d'interroger le Capitaine fur tous les mouillages ou relâches qu'il a fait pendant la route, en gardant toujours l'ordre des dates jufqu'au dernier mouillage au Port de Pommégue. Tout ce qu'il rapporte d'intéreffant pour la Santé & pour le Commerce, eft pareillement écrit par le Commis.

L'Intendant obferve que le Capitaine fuive exactement fa route dans le rapport qu'il fait. S'il s'en écarte, il le remet dans les voies afin de ne point déplacer les faits. Sur la fin du rapport il lui fait déclarer s'il a des Paffagers, & en quel nombre ; s'il les remettra aux Infirmeries, ou s'il les gardera à bord pendant la quarantaine, ce qui dépend de fon choix ou de celui des Paffagers. Il eft cependant forcé de garder les Matelots dégradés que les Confuls des échelles les ont obligés d'embarquer, & tous ceux qui ne pourroient pas fupporter les frais des Gardes particuliers & ceux de leur nourriture dans les Infirmeries.

Après que le Capitaine a achevé fa déclaration, il jette dans le baffin toutes les Lettres qu'il a apportés, & aux enveloppes defquelles il a fait des ouvertures par les côtés. Après qu'elles ont trempé dans le vinaigre, les Valets les retirent, les rangent & les diftribuent. S'il y en a pour la Cour, on les prend avec la pincette pour être jettées dans le fourneau du parfum où elles font défin-

fectées, & s'il y a des plis qui contiennent des échantillons de drap, ils font
portés dans les Infirmeries où ils font
ouverts par les Equipages mêmes, & purgés pendant la quarantaine.

Si le Capitaine a déclaré que fon chargement ne confifte qu'en denrées, il retourne à fon Bâtiment, après avoir pris
le Garde & les provifions dont il a béfoin. On les lui donne par le balcon avec
les précautions qu'on a déja marquées.

S'il a embarqué quelques Pacotilles
fufceptibles, il doit en faire mention
dans fon rapport, & les porter au plutôt dans les Infirmeries, pour y être purgées ; parce que fa quarantaine ne fe
compte que du jour qu'elles y ont été
remifes. Il y porte inceffamment les
Paffagers & leurs hardes.

Si le Bâtiment eft entiérement chargé de Marchandifes ou en partie, le
Capitaine demande les Bateaux de charge qui lui font néceffaires pour en faire
le tranfport dans les Infirmeries. Ceux
qui louent ces Bateaux les ménent devant les fenêtres du Bureau, & s'étant
retirés, le Capitaine fait entrer quatre
ou cinq hommes de fa Chaloupe, & les
conduit ainfi à fon Bâtiment pour en
faire ufage.

Ces Bâteaux font marqués auffi d'une flamme de couleur rouge attachée au bout de l'Antenne, afin qu'on puiffe les reconnoître comme fufpects, & s'en écarter lorqu'ils font le trajet de Pommégue aux Infirmeries pour y tranfporter les Marchandifes. Les Equipages des Bâtimens conduifent ces bateaux; &, lorfque le déchargement eft achevé, ils viennent les amarrer dans l'efpace qui eft entre le Bureau & l'entrée du Port. Ils les nettoient exactement; &, comme toutes les manœuvres font faites de cables de jonc ou efpart, & qu'il n'y a que la voile qui foit fufceptible, on fait tremper cette voile dans la mer; on l'étend pour la faire fécher; & l'Equipage retourne au bord dans la Chaloupe. Après vingt-quatre heures paffées, les Propriétaires des Bateaux peuvent les reprendre.

Lorfque la Patente du Bâtiment eft brute, pour être parti d'une Echelle réellement contaminée, ou à caufe de la mort ou de la maladie de quelqu'un du bord, le Capitaine, au lieu de venir, comme on a dit, faire fon rapport au Bureau de la Santé, va le faire dans les Infirmeries.

Si l'Intendant Semainier ne s'y trouve pas lorfqu'il arrive au Quai, le Capitaine des Infirmeries lui écrit fur le champ pour l'avertir, & il s'y rend d'abord, ou un autre Intendant en cas d'empêchement. On garde, en recevant fa Patente, fa dépofition & les Lettres qu'il a apportées, le même ordre qu'on a déja marqué. L'Intendant obferve furtout de faire détailler autant qu'il peut au Capitaine ce qui concerne la maladie contagieufe dans l'endroit d'où il eft parti, & les circonftances de la mort ou des maladies qu'il peut y avoir eu dans fon bord, afin que, fur le rapport qu'il en fera à la prochaine Affemblée, qui eft même convoquée extraordinairement fi le cas l'exige ainfi, on puiffe délibérer fur les précautions qu'on devra prendre. Il fe fait remettre l'atteftation du Chirurgien du Bâtiment, dans laquelle il a mentionné les fymptômes & la nature du mal ; de quelle maniere ce Chirurgien a traité le Malade jufques à la mort ; & les marques ou éruptions qu'il a remarquées fur le cadavre. Il a foin d'y marquer les dates & la durée du mal.

L'Intendant ordonne au Capitaine de retourner dans le bord, & de refter au mouillage de la *Grande prife* ou de

Galiane, qui lui a été, ou qui lui fera dé-
figné par le Capitaine de Pommégue, &
de faire cependant mettre à l'évent toutes les hardes des Equipages généralement quelconques ; notamment celles
qui ont appartenu aux morts ou aux
malades. Et quoiqu'on ait déja donné
un Garde pour veiller dans le bord, il
envoie fur le champ un ou deux bateaux armés de trois autres Gardes chacun, qui vont fe pofter au près de ce
Bâtiment, à une diftance convenable
pour empêcher toute forte de communication au dehors. Ces bateaux reftent
ordinairement, jufqu'à ce qu'on puiffe
juger, par les fuites, du véritable état du
Bâtiment & de l'Equipage.

Dans la première Affemblée, ou dans
celle qui eft convoquée extraordinairement, l'Intendant Semainier, ou celui
qui a pris la déclaration du Capitaine,
fait le rapport de ce qui lui a été expofé & des premiers ordres qu'il a donné fur ce fujet.

Si le Bâtiment dont il s'agit eft feulement chargé de denrées, on ne peut
guère employer de plus grandes précautions. Mais fi le chargement eft en Marchandifes fufceptibles, le Bureau ordonne qu'il fera tiré une quantité de

balles des écoutilles, & qu'elles feront ouvertes par les bouts pour refter en fereines. Les fereines, pour les Patentes brutes, font réglées à fix, quatre & deux jours. Celles des foupçonnées ou touchées, à trois, deux & un jour. On régle aufli les fereines felon la portée du Bâtiment; en forte qu'on en ordonne quelques fois cinq ou fix, quoiqu'elles euffent pû être faites en trois fois, fi on avoit mis toutes les balles que les Bateaux peuvent tranfporter dans ces intervales.

Ces fereines font connoître s'il y a du Mal contagieux dans le chargement, par l'épreuve qu'en font les Equipages en remuant & maniant fi fouvent les balles de différentes Marchandifes qui le compofent.

On faifoit autrefois les fereines des Marchandifes dans le Bâtiment même, ce qu'on appelle les faire *fur le fer*, c'eft-à-dire, en mettant les balles fur le Tillac. On a changé cet ufage, qui expofoit les Bâtimens à être renverfés lorfque la Calle commençoit à fe vuider. On les fait à préfent dans les Infirmeries même avec beaucoup plus d'utilité, parce qu'on oblige les Equipages de fe mêler avec les Porte-faix pour déballer les Marchandifes & les mettre en *gerbier*, ce qui rend l'épreuve bien plus sûre, & met les Bâtimens hors de risque.

Lorsque la première sereine doit commencer, les Propriétaires des Marchandises demandent un ordre à l'Intendant Semainier pour envoyer des bateaux de charges au Quai des Infirmeries. Ces bateaux y sont menés par ceux qui les fournissent ; ils les y amarrent ; la chaloupe du Bâtiment les vient retirer pour s'en servir au transport des balles à diverses reprises. Lorsque les premières ont été débarquées, & que les six jours sont passés, on en apporte de nouvelles, & ainsi successivement jusqu'à la fin des sereines qu'on avoit ordonné. Quand le transport est entiérement achevé, les Equipages viennent remettre les bateaux au Quai des Infirmeries. Ils les nettoient exactement ; trempent les Voiles dans la mer ; & après trois jours complets, ceux à qui ils appartiennent les vont reprendre avec un ordre de l'Intendant Semainier adressé au Capitaine des Infirmeries.

Les Capitaines des Bâtimens doivent de leur part faire exécuter ces ordres du Bureau avec la dernière exactitude. Ils peuvent venir dans les Infirmeries pendant le déchargement de leurs Marchandifes pour les faire ranger. Paffé ce temps, ils ne peuvent plus y venir fans une permiffion expreffe & par écrit de l'Intendant Semainier, adreffée au Capitaine du Port de Pommégue, qui la remet enfuite à celui à qui elle doit fervir, pour la préfenter au Capitaine des Infirmeries, fans quoi il ne feroit point reçu.

Il eft défendu, fur peine de la vie, aux Capitaines, Officiers & Equipages étant en purge, de débarquer & faire remettre à terre aucunes Marchandifes, Pacotilles, même des Denrées, furtivement & à l'infçû des Intendans. Ceux-ci ordonnent feulement à l'égard des Bâtimens de Patente nette, que les Denrées & autres chofes non fufceptibles, feront délivrées le dixiéme jour après l'arrivée entre les portes des Infirmeries, en préfence du Capitaine qui en aura fait ôter tout ce qu'il y a de fufpect dans les emballages ou enveloppes.

Tous les Capitaines & Officiers des Bâtimens doivent empêcher leurs Matelots de fumer dans l'Entrepont ou dans la Calle, à caufe des accidens de feu.

Ces Equipages font obligés de faire la garde ou le *quart* pendant la nuit tant que dure la quarantaine, tout de même qu'ils l'obfervent en mer pendant la route.

Après l'entier débarquement des Marchandifes, les Capitaines doivent faire exactement balayer & nettoyer la Calle & l'Entrepont. Les balayeures, parmi lefquelles il y a toujours des flocons de laine ou de cotton, doivent être portées fur l'Ifle de Pommégue pour y être brûlées en préfence du Capitaine du Bureau.

Ils doivent faire obferver une exacte difcipline à leurs Equipages. S'il y a des Matelots qui foient tombés dans quelque faute, ils doivent en porter leur plainte au Capitaine du Bureau, ou l'adreffer par écrit à l'Intendant Semainier, afin que fur le rapport qu'il en fera à l'Affemblée, il foit pourvu à la punition. Les coupables font ordinairement châtiés par quelques jours de prifon dans une tour des Infirmeries au pain & à l'eau, s'il ne s'agit pas de faits qui intéreffent la fanté. Dans ce dernier cas, il feroit procédé extraordinairement contre eux.

Lorfque les Bâtimens de Patente nette ont fait les deux tiers de leur quarantaine ordinaire au Port de Pommégue, le Bureau ordonne au Capitaine de les mener à la Chaîne du Port pour les amarrer dans l'espace qui est vis-à-vis le Bureau. Ils achévent la purge & y reçoivent le parfum & l'entrée, comme il a été dit ci-dessus. Ceux de Patente brute n'y viennent que cinq jours avant l'entrée.

Si pendant la quarantaine quelqu'un du bord tombe malade de quelque maladie que ce soit, le Capitaine est obligé de le venir dénoncer à l'Officier, s'il est à Pommégue, ou à ceux du Bureau, afin que l'Intendant Semainier, en étant informé sur le champ, puisse donner les ordres dont il sera parlé ci-après. Le Capitaine ne sauroit manquer à cette obligation essentielle sans en être sévérement puni, & le Garde du Bâtiment est tenu d'y satisfaire à défaut du Capitaine.

Les Capitaines des Bâtimens venant du Levant chargés de Denrées, qui ont fait leur quarantaine dans les Ports étrangers, doivent en rapporter le Certificat en forme & le présenter en remettant leur Patente. L'Intendant qui reçoit le rapport, l'examine & constate les dates de l'arrivée de l'entrée qu'ils ont eue dans le même Port. S'il trouve que la quarantaine qu'ils y ont fait ne réponde pas au nombre de jours portés par le réglement, il retient les Bâtimens pour y faire suppléer avant que l'entrée leur soit permise.

Les Capitaines qui étant partis des Ports non suspects, tels que sont ceux d'Italie ou d'Espagne, y ont chargé des Marchandises qu'on puisse juger être venues du Levant ou de Barbarie, doivent représenter le Certificat qu'on leur a délivré aux mêmes Ports, dans lequel il soit fait mention de la purge qui y a été faite desdites Marchandises. On les retient ordinairement jusqu'à ce qu'ils représentent ce Certificat, s'ils ont oublié de l'apporter.

Des Infirmeries ou Lazaret.

ON a déja donné une idée de cet emplacement, de sa situation, & de la précision rigoureuse avec laquelle il est clos par une double enceinte de murailles.

Il est divisé en deux portions, qu'on nomme le grand & le petit enclos.

Le petit est uniquement destiné à la purge des Marchandises de Patente brute. Il a, à cet effet, un Quai particulier & une porte du côté de la mer par où elles font introduites fans entrer ni communiquer dans l'autre.

Il y a dans ce petit enclos deux grandes halles de 22 toifes de longueur & de 11 toifes de largeur. Ces halles font ouvertes de chaque côté par des arcades qui donnent entrée aux vents de toutes parts.

Les Marchandifes de Patente brute y font mifes en purge. On déballe totalement les Laines qu'on y met par tas, & que les Porte-faix ont foin de remuer & retourner à plufieurs reprifes pendant la quarantaine. Les balles des Marchandifes fines, comme Soies, Fil de chévre, Coton filé, &c. y font rangées, après qu'on a découfu les bouts & lâché les cordons, afin que l'air puiffe pénétrer l'intérieur & le purger exactement. On les tourne deffus deffous au milieu de la quarantaine.

Les Toileries font totalement déballées ; & les Piéces pliées en rouleaux ou autrement, font mifes en *gril* ou *piramides* portant l'une fur l'autre par les bouts, afin d'être mieux expofées à l'évent.

Dix jours avant la fin de la quarantaine, toutes ces Marchandifes font de nouveau emballées, & recoufues cinq jours après par les Porte-faix, fur l'ordre

que

que l'Intendant Semainier en adreffe au Capitaine des Infirmeries enfuite de la délibération de l'Affemblée.

Lorfque l'entrée des Marchandifes eft délibérée cinq jours après, l'Ecrivain du Bâtiment & les Porte-faix qui font enfermés dans l'enclos, depuis que la première balle y a été remife, reçoivent le parfum & font congédiés fur l'ordre de l'Intendant Semainier. Le Propriétaire des Marchandifes doit les faire retirer dès le lendemain, à peine de dix fols par balles, autant de jours qu'il les laiffera. Il faut pour les recouvrer un ordre nouveau de l'Intendant Semainier, qui faffe mention de la délibération enfuite de laquelle il l'expédie.

L'Ecrivain & les Porte-faix ne peuvent fortir de cet enclos pendant la quarantaine. On leur donne les Provifions néceffaires par la porte qui ouvre dans les grands enclos, & c'eft toujours avec les précautions les plus exactes. Les Ecrivains logent dans des Cafernes adoffées au mur & féparées l'une de autre.

Il y a dans l'efpace qui eft entre les deux halles, deux files d'un triple rang de banquettes de pierre de taille, élevées d'un pied environ, fur lefquelles on range les balles de coton en laine qui n'exi-

E

gent pas d'être mises à couvert. Elles
font pendant toute la quarantaine ainsi
exposées à l'air & à la pluie, dont elles
ne reçoivent aucun dommage. Et comme les balles font plus grosses & plus
massives, la purge en est plus exacte.

On a placé dans le grand enclos
la maison du Capitaine, afin qu'il soit
à portée de découvrir ce qui se passe
dans presque tout l'intérieur des Infirmeries. Cette maison est propre & com-
mode.

Le terrain qui est au-dessus de cette
maison est divisé en trois, par des murailles qui forment autant d'enclos, dans
lesquels il y a pareillement des Casernes.
Elles servent aux Passagers du commun,
ou à y faire traiter les Malades, lorsqu'il y en a dans l'Infirmerie qui est au
bout vers le Nord-Ouest. Il sert aussi à
loger les Passagers distingués, venus avec
Patente brute. On appelle ce Bâtiment
le *Belveder*.

Il y a une autre partie de terrain qui
est vis-à-vis la maison du Capitaine &
attenant au petit enclos du côté du Nord.
Il est pareillement ceint de murailles, &
il sert à faire sécher les hardes des Malades qu'on a trempées dans l'eau bouillante. On a mis tout auprès une grande

chaudière & un baffin à cet ufage.

En avançant du côte du Nord-Ouest, on trouve une haute barrière de fer, au-delà de laquelle il y a deux grandes halles de 40 toifes de longueur & de 10 toifes de largeur, fous lefquelles on met en purge les Marchandifes de Patente nette. La plus grande a un furhauffement ; l'autre eft projetté pour être fait inceffamment. On y monte par deux rampes placées aux deux extrémités. La première arcade du côté du Nord eft fermée d'une baluftrade. On y met les pacotilles de prix & les hardes des Paffagers de confidération. Le Capitaine des Infirmeries en garde les clefs.

Il y a encore une troifiéme halle, qui n'a que trois arcades. Elle fert à mettre à couvert pendant la purge les Chevaux & autres animaux qu'on apporte quelquefois de Barbarie, & les Cuirs fecs qu'on nomme *Cuirs en poil.*

L'enceinte du côté du Nord eft fermée par un grand corps de Bâtiment, dont la façade eft en portique aux deux étages. Les extrémités font terminées par des Pavillons, & il y en a un plus élevé au milieu. Ce Bâtiment eft divifé en plufieurs chambres. Celles du rez-de-chauffée font occupées par les Ecrivains

E ij

des Bâtimens qui ont foin des Marchandifes de Patente nette pendant la quarantaine. L'Aubergifte y a auffi fon logement, dont l'avenue eft fermée par de hautes barrières. On a ménagé au même rez-de-chauffée du côté de l'Eft, la Salle d'armes & une Chapelle dont l'Autel, dédié à Saint Roch, eft vu de la grande Place qui eft devant.

L'étage fupérieur de ce Bâtiment eft auffi divifé en chambres dégagées. Elles donnent toutes fur le corridor qui régne tout au long. On y loge les Paffagers de diftinction, venus avec des Bâtimens de Patente nette.

Il y a fept Tours quarrées & élevées aux principaux angles de l'enceinte intérieure. Celle qui eft à la droite en entrant par la grande porte du côté de terre, fert d'entrepôt pour les Poudres des Bâtimens en contumace. Celle qui eft à gauche, eft le Magafin à Poudre de la Ville. Elle n'a point de communication dans les Infirmeries; on y va par le dehors de l'enceinte.

Les autres Tours ont fervi de Prifon jufqu'à préfent. On y enfermoit les Matelots & les Porte-faix que le Bureau faifoit châtier. Mais on a bâti des Cachots dans l'efpace qui eft devant la Maifon du Capitaine; & ces Tours ne ferviront déformais que de Magafin dans le befoin.

Le terrain qui eft entre deux enceintes, du côté du Nord-Oueft, eft le Cimetière. On y enterre ceux qui meurent dans le Lazaret. Le Bâtiment qui eft auprès de la Tour du même côté, eft une grande Chapelle qui n'eft pas achevée, & dont on a abandonné le deffein. Elle fert actuellement de Magafin.

Le Concierge de la grande Porte a fon petit logement à côté. A droite & à gauche de cette Porte, il y a une double barrière pofée à deux toifes de diftance & de fix de longueur. Ces barrières font couvertes d'un toit. C'eft là que les gens de la Ville peuvent venir parler à leurs Parens & à leurs amis qui font en quarantaine. Cet endroit eft ouvert de deux côtés, afin que le Concierge & fon aide puiffent voir ce qui fe paffe dans ces conférences.

L'eau eft abondamment diftribuée dans l'un & dans l'autre enclos par des fontaines, des lavoirs & des baffins toujours remplis pour fervir en cas d'accident de feu.

Les Intendans, les Officiers, les Employés & Domeftiques peuvent feuls en-

trer dans les Infirmeries. Toutes les perfonnes externes en font abfolument ex-
clues, & un Intendant même ne pourroit
pas y mener avec lui fes propres Parens.
C'eft une Loi inviolable à laquelle aucune forte de raifon ne peut faire dé-
roger.

Du Capitaine des Infirmeries.

CE Capitaine doit être Garçon & fans
autre fuite que celle d'un Valet. S'il étoit
marié fa Femme & fa Famille ne pourroient être avec lui dans les Infirmeries.

L'importance de cet emploi fait affez
juger qu'on ne le confie qu'à un homme
d'un âge mûr, d'une grande capacité,
& dont la probité & la droiture foient
à toute épreuve. Ses obligations font en
très-grand nombre, puifque toute la
Police de l'intérieur des Infirmeries lui
eft confiée en l'abfence des Intendans.

Il eft chargé entr'autres chofes de faire
exécuter les Réglemens & les Ordres
particuliers qui lui font prefque journellement adreffés par le Bureau.

Il ne donne les clefs des portes des
Infirmeries aux Concierges & Gardiens
qu'après le Soleil levé. Il fe les fait

remettre avant la nuit clofe, après qu'il a vérifié qu'elles ont été exactement fermées en fa préfence.

Il fait tous les foirs & dans la nuit, à l'heure qu'il juge néceffaire, une ronde exacte dans tous les enclos & autres lieux de l'enceinte, pour voir fi tout eft dans l'ordre. Il fe fait accompagner par fon Valet & par les Portiers.

Il paffe réguliérement devant les Chambres des Paffagers & des Ecrivains, & devant les Caſernes des Porte-faix, pour voir s'ils gardent leurs départemens fans communication d'une Chambre à l'autre, ce qui leur eft expreſſément défendu.

Il eft avec l'Intendant Semainier lorſqu'on parfume les Paffagers & leurs hardes qu'il fait étaler, obfervant que rien de ce qui leur appartient ne demeure enfermé dans des Caiffes, Malles, &c.

Il fait admettre dans les Infirmeries les Porte-faix qui font porteurs d'un ordre de l'Intendant Semainier pour fervir à la purge des Marchandifes; leur affigne le pofte qu'ils doivent occuper, & leur fait exactement obferver la Police qui les concerne.

Il a foin d'empêcher que les Marchandifes de divers chargemens ne foient con-

E iv

fondues fous les halles ; & il marque la feparation qu'elles doivent avoir.

Il fait ouvrir & ranger avec foin les balles des Marchandifes, enforte qu'elles foient purgées exactement, fans nuire à leur état & à leur qualité.

Il envoie tous les jours d'Affemblée au Sécretaire-Archivaire une note de ce qui eft entré jour par jour dans les Infirmeries, comme Pacotilles & Paffagers. Il lui marque la fin du débarquement du chargement entier, afin que l'Archivaire en puiffe charger fes Etats, & noter le commencement de la quarantaine, fes progrès d'une Affemblée à l'autre, & la fin, pour en faire ordonner l'entrée dans la Ville.

Il ne laiffe fortir des Infirmeries aucune forte de Marchandifes ni Paffagers, s'il n'en a reçu l'ordre exprès & par écrit de l'Intendant Semainier. Cet ordre doit porter que l'entrée dans la Ville en a été délibérée un tel jour ; & il ne permet jamais que les Marchandifes fortent par la porte qui eft du côté de terre.

Il fait veiller à ce qu'aucun bateau n'approche de cent toifes le rivage des Infirmeries. Cet efpace eft appellé *la réferve.* Si quelque bateau de Pêcheur y entre, il le fait arrêter & en rend compte au Bureau, qui fait ordinairement brûler le bateau pour l'exemple, & punit le Batelier de quelques jours de Prison.

S'il tombe quelque personne malade dans les Infirmeries, il fait auffi-tôt avertir l'Intendant Semainier, & attend les ordres qu'il lui donnera.

De l'Aumônier.

IL dit la Meffe dans la Chapelle des Infirmeries tous les Dimanches & Fêtes, & ne la commence que lorfque l'Intendant Semainier y eft arrivé. Après la Meffe, il annonce aux affiftans les Fêtes & les jours de jeûne qui fe rencontrent dans la femaine fuivante, & leur fait une petite exhortation fur l'Evangile du jour, ou fur un point de Morale Chretienne.

Ceux qui fe trouvent en contumace, entendent la Meffe de la place où tous les départemens font marqués fans confufion.

L'Aumônier eft obligé de tenir un Regiftre, où il écrit les noms & furnoms de ceux qui meurent dans les Infirmeries, les lieux d'où ils font & le jour qu'ils ont été enfévélis.

Il donne les fecours fpirituels aux Malades à une certaine diftance ; & il accompagne les morts lorfqu'il font portés en terre.

Il fe charge par inventaire de tous les Vafes facrés & Ornemens de la Chapelle, & il a foin de les entretenir avec toute la propreté & la décence convenables.

Dans l'Affemblée qu'on tient après le 12 Août, l'Intendant Semainier nomme quatre Intendans, pour être Prieurs de la Chapelle. Ils font chargés de faire folemnifer la Fête de Saint Roch prochaine. On orne l'Autel ; les Prieurs allument un feu la veille & font tirer les boëtes ; des Valets font chargés de les préparer.

Du Concierge de la grande Porte de terre & des Portiers de la Marine.

LE Bureau donne ordinairement ce Pofte à un ancien Navigant, dont la droiture & la vigilance foient connues. Il doit être fans fuite, ne lui étant pas permis, s'il eft marié, d'avoir fa femme & fa famille avec lui. Cette régle s'obferve à l'égard de tous les domeftiques des Infirmeries. Il doit fçavoir lire & écrire, parce qu'il eft obligé de fe charger des Lettres & des Provifions qu'on apporte de la Ville pour ceux qui font en quarantaine. Il a foin de les mettre diftinctement à une diftance convenable, d'où elles font enfuite enlevées par ceux qui doivent les recevoir.

Il tient un Regiftre dans lequel il infére le nom de tous les Porte-faix qui entrent dans les Infirmeries, le jour de leur entrée, le chargement pour lequel ils font deftinés, & enfuite un inventaire exact des hardes qu'ils ont avec eux; afin qu'à la fin de la quarantaine, & lors de la fortie des mêmes Porte-faix, il puiffe vérifier s'ils n'emportent pas plus de ces hardes qu'ils n'en avoient lors de l'entrée.

Il doit veiller continuellement à ce que rien ne forte par la porte de terre, fi ce n'eft par l'ordre exprès du Capitaine, qui ne le donne jamais que relativement à celui qu'il en a reçu lui-même par l'Intendant Semainier, & feulement pour des matières non-fufceptibles.

Il doit toujours avoir l'œil fur ceux qui viennent parler à la barrière, & empêcher que les Ecrivains & les Porte-faix de Patente nette & de différentes chambrées qui y montent, ne communiquent entr'eux.

Il a un aide qui vaque aux fonctions qui pourroient l'eloigner de la garde des Portes. Il ne doit jamais les abandonner pour être en état de les ouvrir & fermer lui - même., fans en confier les clefs à qui que ce foit.

Les Portiers de la Marine obfervent ce qui peut les concerner dans les régles ci-deffus. Ils font ordinairement gens de mer, d'une grande probité. Ils doivent fçavoir lire & écrire.

Ils ont foin de porter fur le champ au Capitaine les ordres qui lui font adreffés par mer.

Ils vont prendre le matin chez le Capitaine les clefs des portes dont ils ont la garde; ne les ouvrent que dans le befoin; & les portent le foir après qu'on a fonné la retraite avant la nuit clofe.

Ils empêchent abfolument que les Marchandifes, Pacotiles ou Hardes de divers Bâtimens ne foient confondues à leurs débarquement fur le Quai , & que les differens Equipages ne communiquent entr'eux.

Il eft défendu à ces Portiers & aux autres Domeftiques de recevoir aucuns préfens ou donatives des gens qui font

en quarantaine, à peine de punition
corporelle & d'être caſſés.

De l'Aubergiſte & de ſes Domeſtiques.

L'AUBERGISTE doit être muni de
tout ce qui eſt néceſſaire à la vie pour
la commodité des Paſſagers, des Écri-
vains & des Porte-faix qui ſont en quarantaine.

Il a un Cuiſinier & un Valet, de la
conduite deſquels il répond.

L'entrée de ſon Logement eſt fermée
par une Barrière dans la quelle il n'entre que lui & ſes gens. Les Gardes des
Paſſagers s'y préſentent pour demander
ce qui leur eſt néceſſaire. On le leur donne avec précaution ; & ils le portent dans
les différentes Chambres de ces Paſſagers où ils mangent, étant ſervis par
leurs Gardes.

Les autres perſonnes en purge prennent également leurs proviſions par cette
Barrière & avec les mêmes précautions.

Des Passagers.

LORSQUE le Capitaine d'un Bâtiment a déclaré le nombre des Paffagers qui veulent faire leur quarantaine à terre, l'Intendant qui l'a interrogé lui ordonne de les porter inceffamment dans les Infirmeries. Il y fait envoyer les Gardes néceffaires, enforte qu'il y en ait un pour un Paffager jufqu'à trois; & ainfi à proportion du nombre.

Si un Paffager a fa femme avec lui, on lui donne une Chambre féparée de celles qu'occupent ceux qui font venus fur le même Bâtiment. Ils peuvent cependant manger en commun.

Les Paffagers reçoivent un premier parfum à leur arrivée dans les Infirmeries; un fecond après qu'ils ont fait la moitié de la quarantaine; & le troifiéme avant leur entrée dans la Ville. On allume à cet effet du feu au milieu du plancher d'une Chambre deftinée à cette opération. On jette la drogue du parfum fur ce feu; & lorfque la fumée commence à devenir bien épaiffe, on y fait entrer ces Paffagers & leurs hardes ufuelles qu'on a étalées. On ferme exactement la porte ; & après cinq ou fix minutes, on ouvre, & ils vont occuper la Chambre qui leur eft affignée par le Capitaine qui fait mettre en purge le refte des hardes & les pacotilles qu'ils ont apportées dans leurs caiffes.

Si les Paffagers font demandés à la Barrière par leurs parens ou par leurs amis de la Ville, ils peuvent y monter accompagnés de leur Garde qui ne les quitte jamais, afin d'empêcher toute communication avec les Paffagers d'un autre Chambrée.

Cette permiffion de monter à la Barrière, ne regarde que ceux qui font venus avec Patente abfolument nette. Ceux de Patente brute ne peuvent fortir de leur Chambre qu'au quinziéme jour de leur arrivée. Si quelqu'un du bord tomboit malade dans cet intervale & mouroit enfuite, les Paffagers venus fur le Bâtiment feroient retenus dans leur Chambre pendant toute la quarantaine, qui recommenceroit du jour de la mort, fuivant la régle générale.

Si les Paffagers étoient venus fur un Bâtiment réellement peftiféré, ils feroient mis & enfermés dans un enclos, & on doubleroit les Gardes fans qu'ils puffent en fortir qu'au dernier jour de la quarantaine.

Des Écrivains des Bâtimens.

LES Ecrivains des Bâtimens, chargés
de Marchandifes, doivent fe rendre dans
les Infirmeries d'abord qu'on y débarque
les premieres balles, & ils n'en fortent
plus que la quarantaine ne foit entiérement achevée.

Ils fe logent dans les chambres qui
leur font affignées, & il leur eft abfolument défendu d'y retenir aucunes piéces
d'étoffes ou de toileries pour leur compte. Ils doivent déclarer au Capitaine
tout ce qu'ils ont au-delà des hardes pour
leur ufage, afin qu'il le faffe mettre en
purge.

Ils doivent être retirés dans leur
chambre à neuf heures du foir pendant
l'été, & avant la nuit pendant l'hyver.

Il eft expreffément défendu aux Ecrivains de communiquer entre eux, bien
qu'ils foient partis d'une même Echelle,
qu'ils foient arrivés dans le même temps,
& que leur quarantaine compte également.

Ils ne peuvent pas non plus avoir communication avec les Paffagers, quand
même ils feroient venus fur le même Bâtiment.

timent. Il leur eſt defendu de monter à la galerie où ces Paſſagers ſont ordinairement logés.

Ils doivent exactement garder leurs Départemens & ne peuvent paſſer dans celui d'un autre Ecrivain, ſoit de jour, ſoit de nuit pour quelque raiſon que ce ſoit.

Il leur eſt défendu, ſous peine de la vie, de remettre aux Ecrivains ou Paſſagers qui ont fini leur quarantaine avant eux, aucunes piéces d'étoffe ou autres pacotilles pour en devancer l'entrée dans la Ville.

Lorſque la dernière balle du chargement, dont ils ont le ſoin, a été remiſe ſous les halles, il ne leur eſt plus permis de deſcendre au Quai.

Ils ne peuvent abſolument manger, ni boire en préſence l'un de l'autre à quelque diſtance que ce ſoit & quelques précautions qu'ils puiſſent prendre.

Si leurs parens ou leurs amis demandent à leur parler à la barrière, ils ne peuvent y aller qu'étant ſeuls & en revenir les uns après les autres, & jamais en troupe. Ils doivent s'y entretenir de choſes honnêtes, & s'abſtenir de toutes paroles libres & indécentes.

Comme ils ne ſont mis dans les In-

F

firmeries que pour prendre ſoin & empêcher la confuſion des Marchandiſes
qui y font la quarantaine, ils doivent les
faire ranger, enſorte qu'elles ne ſoient
point endommagées & mêlées; & empêcher ſur-tout que les Porte-faix ne
couchent ſur les balles qui ſont décou-
ſues & ne les gâtent.

Ils doivent faire ranger dans un coin
toutes les cordes qu'on ôte des embala-
ges, pour ſervir à les remettre en état.
Ils ſont reſponſables de celles qui ſont
diverties, & payent en leur propre, les
frais qu'on fait pour les remplacer.

Ils doivent faire pendant le jour pluſieurs viſites de leurs Marchandiſes, pour
faire remédier au dommage qu'elles
pourroient ſouffrir, après en avoir fait le
rapport au Capitaine des Infirmeries &
avoir pris ſes ordres à cet effet.

Des Porte-faix.

LES Propriétaires des Marchandiſes
choiſiſſent eux-mêmes & font préſenter
à l'Intendant Semainier les Porte-faix
qu'ils veulent employer pendant la quarantaine, afin qu'il donne l'ordre né-
ceſſaire pour les faire entrer dans les
Infirmeries.

Ces Porte-faix doivent être inscrits dans le Livre de leur Confrérie, afin que les Prieurs répondent de leur fidélité. On n'admettroit point des gens inconnus & sans aveu.

Lorsqu'ils ont obtenu l'ordre pour l'entrée, ils se présentent à la grande porte du côté de terre; ils l'exhibent au Concierge & lui représentent leur hardes pour en insérer le détail dans son Registre à côté de leurs noms. Ils les représentent pareillement lors de la sortie pour en faire le recensement. Le Concierge les visite aussi à nud, pour voir s'ils ont sur le corps quelques plaies, ou marques de maladie secrète, qui puffent donner lieu à des équivoques en cas qu'ils se trouvassent atteints de maladie ordinaire pendant la quarantaine.

Ils vont ensuite se présenter directement au Capitaine qui leur assigne la Caserne qu'ils doivent occuper pendant la quarantaine, & la place dans les halles où ils doivent porter les Marchandises. La quantité & la grosseur des balles déterminent le nombre des Portefaix qui doivent servir à les transporter & à leur purge. Ils sont deux, quatre, six ou huit selon le besoin. Et comme leur avidité & la vue d'un gain

plus confidérable les porte quelquefois
à faire des efforts qui les épuifent & les
rendent fouvent malades, le Capitaine
des Infirmeries a foin d'examiner le
volume & le poids des balles. S'il
juge que les deux ou les quatre Porte-
faix qu'on a envoyé ne puiffent les remuer & les tranfporter avec une certaine aifance, il en fait demander un plus
grand nombre. Par la même raifon, il
refufe ceux qui ne lui paroiffent pas
affez robuftes, ou qui font valétudinaires.

Lorfque les bâteaux de charge font
arrivés & que les Equipages du Bâtiment
ont mis les balles fur le Quai, les Porte-
faix les enlévent, les chargent à deux
& à quatre avec la barre, & les portent
dans l'endroit de la hâlle qui leur a été
marqué. Il leur eft défendu de les faire
rouler fur le terrain, & de les jetter du
furhâuffement en bas, après leur purge, pour éviter le dommage qu'ils
pourroient leur caufer.

Les Porte-faix fuivent exactement les
ordres qui leur font donnés par le Capitaine des Infirmeries pour la purge
des Marchandifes ; foit en les déballant
totalement s'il eft néceffaire de les mettre *en gerbiere*, ou en pyramide, à l'égard
des Patentes brutes ; foit en les décou-

fant par les côtés & par les bouts à diverfes reprifes, ou en lâchant les cordons afin que l'air puiffe pénétrer l'intérieur des balles, ce qui fuffit pour les
Marchandifes de Patente nette.

Dans tout ce travail, ils doivent avoir
une grande attention à ne caufer aucun
déchet notable à la Marchandife, ce
qui eft encore recommandé à la vigilance des Ecrivains.

Ils tournent & retournent ces balles
plufieurs fois pendant la quarantaine, &
notamment les Laines & les Cotons
qu'on a mis *en gerbière*. Ils ont foin
d'étendre fur chaque tas, les emballages
ou facs qu'ils en ont ôté, afin que chaque
partie de Marchandife foit remife avec
fa marque fans les confondre; à quoi
l'Ecrivain doit auffi avoir une attention
particulière.

Dix jours avant la fin de la quarantaine & lorfque le Capitaine en a reçu
l'ordre du Bureau, les Porte-faix remettent ces Marchandifes dans les facs qu'ils
laiffent ouverts par le bout, & cinq jours
après, qui eft le cinquiéme avant l'entrée, ils recoufent généralement toutes
les balles & les remettent en état d'être
tranfportées.

Il leur eft défendu de porter du feu

& de fumer dans les halles & aux environs fous de griéves peines.

Ils ne peuvent communiquer avec les
Porte-faix d'un autre Département, ni
avec qui que ce foit, fi ce n'eft avec
ceux de leur chambrée. Il leur eft même
défendu d'entrer dans la chambre de
l'Ecrivain pour y manger, boire, jouer,
ou fumer enfemble.

Il leur eft défendu pareillement de
proférer des juremens & des paroles fa-
les, fous peine de prifon.

Les mêmes Porte-faix qui ont fervi
pendant la quarantaine des Marchandifes, ne peuvent être employés à les retirer après la purge, afin d'éviter la
fouftraction de quelques petites parties
des mêmes Marchandifes qu'ils auroient
cachées dans l'efpoir de les fortir avec
la totalité du chargement.

S'ils tombent malades pendant la quarantaine, ils doivent le déclarer fur le
champ fous peine d'être rigoureufement
punis.

Ces Porte-faix font payés par les Propriétaires de Marchandifes, fuivant l'u-
fage de cette Place.

Des Quarantaines.

LES quarantaines ne peuvent être réglées également pour toutes fortes de Patentes; parce qu'après avoir pourvu à
la fûreté de la fanté, qui doit être le
premier objet auquel on facrifie toujours
toute forte d'intérêt, il eft d'une égale
prudence de ne point porter fans fujet
du préjudice au Commerce.

Sur ce jufte principe, on a diftingué
les quarantaines de Patentes nettes; celles de Patentes foupçonnées ou touchées;
& celles des Patentes brutes.

On appelle Patente nette, celle qu'on
délivre au Capitaine du Bâtiment, dans
une Echelle exempte de tout foupçon
de Pefte, & lorfque la fanté des Equipages n'a fouffert aucune altération
pendant le voyage.

La Patente foupçonnée, ou touchée,
eft celle dans laquelle le Conful qui l'a
délivrée fait mention des avis qu'il a eu
de quelques Ports ou Villages voifins
du lieu de fa réfidence où le Mal contagieux fe fait fentir, ou de l'abord dans
fon Département de quelque Bâtiment
venant d'une autre Echelle contaminée.

F iv

On nomme enfin Patente brute celle qui eſt délivrée aux Capitaines qui partent d'une Echelle où la Peſte fait actuellement du ravage.

S'il y a eu dans un Bâtiment pendant la route, des accidens de mort ou de maladie, on ne s'en tient plus à la régle marquée pour les Patentes ſimplement brutes. On prolonge la quarantaine; on reſſerre encore d'avantage ces Bâtimens par un plus grand nombre de bateaux de garde; & on agit avec les précautions les plus rigoureuſes & les plus exactes.

Les premières Patentes nettes qui ſont délivrées après la ceſſation de la peſte dans une Echelle, ſont regardées comme brutes, ſi le Bâtiment n'eſt parti vingt jours après qu'on a commencé d'expédier ces Patentes.

Il eſt défendu au Capitaine de ſe deſſaiſir de la Patente qu'on lui a délivrée, au lieu de ſon premier départ, & il lui eſt ordonné de la faire viſer dans tous les Ports où il ſera obligé de mouiller pendant le voyage, afin qu'à ſon arrivée aux Ports de Marſeille ou de Toulon, les Intendans de ces deux Bureaux [qui ſont les ſeuls du Royaume qui peuvent ordonner la quarantaine] foient en état de juger avec une entière connoiſſance de la Claſſe ſous laquelle ils doivent ranger le Bâtiment.

L'Etat de la Santé dans les diverſes Echelles du Levant; leur proximité ou leur éloignement de Marſeille; leur voi-ſinage de Pays contaminés; toutes ces conſidérations qu'on appuie ſur les avis qu'on a preſque journellement, concou-rent auſſi à faire établir la régle qu'on doit ſuivre là-deſſus.

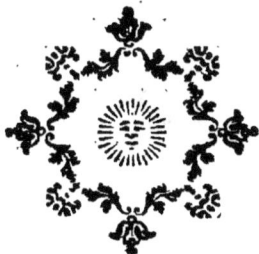

ÉCHELLES.	Bâtimens , Effets , &c. sujets à la quarantaine.	Patente nette. Nombre de jours.	Patente soupçon- née ou touchée. Sereines. 3. 2. 1.	Patente brute. Sereines. 6. 4. 2.
Constanti- nople.	Bâtimens avec Marchan- difes.	28	30	30
	Marchandifes.	38	40	40
	Paffagers.	28	30	30
	Bâtimens avec denrées fans Pacotilles. . . .	18	20	30
	Paffagers.	18	20	30
	Bâtimens de denrées avec Pacotilles.	23	28	30
	Les Pacotilles.	33	40	40
	Paffagers avec Pacotilles.	23	28	30
Barbarie jufques & compris Al- ger.	Bâtimens avec Marchan- difes.	28	30	30
	Marchandifes.	38	40	40
	Paffagers.	28	30	30
	Bâtimens avec denrées fans Pacotilles. . .	18	20	30
	Paffagers.	18	20	30
	Bâtimens de denrées avec Pacotilles.	23	28	30
	Pacotilles.	33	40	40
	Paffagers avec Pacotilles.	23	28	30
Echelles du Levant & Royaume de Maroc depuis Al- ger tirant à l'Ouest.	Bâtimens avec Marchan- difes.	20	25	30
	Marchandifes.	30	35	40
	Paffagers.	20	25	30
	Bâtimens de denrées fans Pacotilles	18	20	30
	Paffagers.	18	20	30
	Bâtimens de denrées avec Pacotilles.	20	25	30
	Les Pacotilles.	30	35	40
	Paffagers avec Pacotilles.	20	25	30

L'Etat ci-contre marque les diſtinctions qu'on obſerve à cet égard, & quel eſt le Réglement qu'on exécute invariablement dans les Bureaux de Marſeille & de Toulon.

On a marqué dans les divers articles de ce Mémoire tout ce qui eſt obſervé pendant les quarantaines. Comme il ſeroit inutile de le répéter, on ajoutera ſeulement ce qu'on pratique à l'égard des malades & des morts, s'il arrive qu'il y en ait ſur les Bâtimens & dans les Infirmeries.

Lorſqu'un homme tombe malade étant en quarantaine, l'Intendant ſemainier en eſt averti ſur le champ par les Gardes, ou par les Officiers, s'il eſt ſur un Bâtiment.

Il ordonne d'abord que ce malade ſoit porté dans les Infirmeries accompagné du Chirurgien du Bord, afin qu'il puiſſe faire le rapport des premiers ſymptomes, & reſter auprès de lui pour le ſoigner, avec l'aide d'un Matelot qu'on fait pareillement venir à cet effet.

Ils ſont tous mis dans une des caſernes des enclos ſupérieurs. Le Médecin & le Chirurgien qui ſont affectés au Bureau, s'y rendent l'un ou l'autre, ou tous les deux enſemble, ſelon l'exigence de la maladie qu'on a déja caractérifée en quelque façon.

Ils voient le malade à une diftance convenable. Ils examinent le rapport que fait le Chirurgien. Et après avoir jugé de la nature du mal, ils donnent leur atteftation de ce qu'ils ont découvert. C'eft fur cette piéce que le Bureau détermine les précautions qu'il doit prendre. Le Médecin ordonne les remèdes néceffaires qu'on envoie exactement de la Ville.

S'il n'y a point de Chirurgien dans le Bâtiment, celui qui eft affecté au Bureau en fournit un, ou s'enferme lui-même avec le malade s'il eft ainfi ordonné. Il ne fort de l'enclos qu'après la quarantaine qui a été réglée pour le malade, s'il revient en fanté. On leur donne plufieurs fois le parfum pendant cette quarantaine.

Si la maladie eft reconnue être fans foupçon de contagion, on obferve feulement les précautions ordinaires à l'égard du malade & de ceux qui font auprès de lui.

Si le malade meurt, on fait l'ouverture du cadavre en préfence du Médecin & du Chirurgien, qui donnent pareillement leur certificat de l'état auquel on a trouvé les viſcères. S'ils indiquent quelque marque de peſte, le cadavre eſt enſeveli dans la chaux vive; toutes ſes hardes, celles du Chirurgien & de ceux qui l'ont touché, ſont trempées dans l'eau bouillante & miſes à l'évent; la quarantaine du Bâtiment recommence; rien ne ſort plus de l'enclos où les Marchandiſes qu'il a apportées ſont dépoſées, celles mêmes qui ont achevé leur purge y ſont retenues. Les inſtrumens dont le Chirurgien s'eſt ſervi paſſent par le feu; on brûle tous les appareils; on oduble les Gardes; on donne le parfum violent pendant pluſieurs fois dans la caſerne; tous ceux qui ſe trouvent dans les Infirmeries, gardent exactement leur chambre & ne peuvent plus monter à la barrière. Tout cela eſt pareillement exécuté à la dernière rigueur, lorſqu'on aſſure qu'un malade eſt attaqué de peſte.

S'il en guérit, après avoir uſé de toutes ces précautions, & lorſque les plaies ſont entièrement cicatriſées, on lui fait donner de nouvelles hardes qu'on apporte de la Ville. On lui fait faire la quarantaine de Santé qui eſt ordinairement de quarante jours, pendant laquelle on lui donne pluſieurs fois le parfum.

S'il ne s'agit que d'une mort caufée par une maladie ordinaire, ces précautions n'ont pas lieu. Mais c'eſt une régle inviolable de faire recommencer la quarantaine au Bâtiment, aux Marchandifes & aux Paſſagers qu'il a apportés.

On verra dans ce Précis des Délibérations du Bureau de la Santé de Marſeille, juſqu'à quel point de perfection, Meſſieurs les Intendans qui l'ont dirigé juſqu'à préſent, en ont porté la police & la régle. Sur ce modèle on doit s'attendre des ſoins & de la prudence de leurs Succeſſeurs, à voir augmenter, s'il eſt poſſible, des établiſſemens qui, en aſſurant la ſanté dans leur Patrie & dans le Royaume, leur font mériter d'être honorés de la confiance du Roi, puiſque Sa Majeſté rend toujours des Ordonnances pour l'exécution des mêmes établiſſemens, lorſque Meſſieurs les Intendans de la Santé s'adreſſent au Miniſtre Sécretaire d'Etat de la Marine & à l'Intendant de la Province & du Commerce pour les obtenir.

EXTRAIT

Des Régiſtres des Délibérations.

CE jourd'hui lundi dix-huitiéme Décembre mil ſept-cent trente, le Bureau étant extraordinairement aſſemblé & Meſſieurs Dauphin & Martin Intendans Semainiers.

Monſieur Dauphin a dit, que la compilation des uſages & coutumes du Bureau qui fut imprimée en conſéquence de la Délibération du 23 Juillet 1716, ne pouvant plus donner une connoiſſance parfaite de ce qu'on obſerve pour la Santé, à cauſe des diſpoſitions portées par diverſes Ordonnances du Roi, & par les Délibérations intervenues enſuite, au moyen deſquelles on a formé de nouveaux établiſſemens qui ont perfectionné la Police & les Régles du Bureau, il a été dreſſé un Mémoire contenant tout le détail des mêmes Régles, qu'il ſeroit également à propos de faire imprimer.

Sur quoi le Mémoire ayant été lu dans l'Aſſemblée, le Bureau l'a approuvé, comme réuniſſant & comprenant toutes les diſpoſitions des Réglemens & Ordonnances du Roi, & celles des Délibérations faites avant & après l'année 1716, ſur tout ce qui concerne la Police & les Régles obſervées actuellement en ce Bureau ſur le fait de la Santé. Et il a été unanimement délibéré que ce *Mémoire fera imprimé pour en être préfenté des exemplaires à Meffieurs les Intendans le jour de leur inftallation & leur fervir d'inftruction abrégée, & qu'il en fera pareillement délivré aux Officiers & Employés, afin qu'ils y puiffent voir leurs obligations & s'y conformer.*

Délibéré à Marfeille dans le Bureau de la Santé l'an & jour fufdit. Signés,

ROLAND.
DAUPHIN.
DEMENDE.
B. B. LOMBARDON.
JEROME DOU.
HENRY GRIMAUD.
HENRY BOISSON.
GABRIEL REMUZAT.
RAVEL.
F. MARTIN.
VELLIN.
A. DE SAINT AMAND.
J. F. VIAN.
LOUIS DAVID.
J. B. MAGY.
L. PAUZADET.   Intendans.

Collationné à l'Original, par Nous Sécretaire-Archivaire du Bureau de la Santé de Marfeille.

ARAZY Sécret. Arch.
Copie

Copie de la Lettre de Monseigneur le premier Président & Intendant, à Messieurs les Intendans de la Santé de Marseille.

A Aix le 6 Janvier 1731.

JE ne puis, MESSIEURS, vous rendre assez de graces de la compilation des Réglemens sur la Santé que vous avez bien voulu m'envoyer. J'ai beaucoup d'empressement de la lire. Ce qui vient de vous & de votre application au bien public, ne pouvant être que très-bon & très-satisfaisant. Je suis, MESSIEURS, entièrement à vous.

Signé *LEBRET.*

Autre de Monseigneur le Comte de Maurepas, Ministre & Sécretaire d'État de la Marine, à MM. les Intendans de la Santé de Marseille.

A Marly le 25 Janvier 1731.

J'AI reçu, MESSIEURS, avec votre Lettre du 5 de ce mois, les Exemplaires que vous m'avez envoyé du Mémoire que vous avez

G

jugé à propos de faire fur tout ce qui eft
obfervé à Marfeille par rapport à la Santé.
Ce Mémoire ne peut être que très-utile pour
mettre les Intendans , qui feront nommés
après vous , au fait des Régles qui doivent
être obfervées par le Bureau ; & le Roi, à qui
j'en ai rendu compte , a été fatisfait des preu-
ves que vous avez données en cela , de votre
zèle & de vos foins pour la confervation de
la Santé. Je fuis , MESSIEURS , entièrement à vous.

Signé MAUREPAS à l'Original.

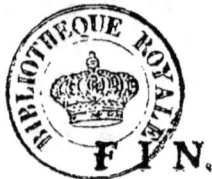

FIN.

TABLE DES CHAPITRES.